Ratgeber Magersucht

**Ratgeber Kinder- und Jugendpsychotherapie**
Band 7

Ratgeber Magersucht
von Dr. Dagmar Pauli und Prof. Dr. Dr. Hans-Christoph Steinhausen

---

Herausgeber der Reihe:
Prof. Dr. Manfred Döpfner, Prof. Dr. Gerd Lehmkuhl,
Prof. Dr. Franz Petermann

Ratgeber

# Magersucht

Informationen für Betroffene, Eltern, Lehrer und Erzieher

von Dagmar Pauli
und Hans-Christoph Steinhausen

HOGREFE
GÖTTINGEN · BERN · WIEN
TORONTO · SEATTLE · OXFORD · PRAG

*Dr. med. Dagmar Pauli*, geb. 1963. Seit 1999 Oberärztin an der Poliklinik des Zentrums für Kinder- und Jugendpsychiatrie der Universität Zürich und Leiterin der Sprechstunde für Kinder und Jugendliche mit Essstörungen.

*Prof. Dr. Dr. Hans-Christoph Steinhausen*, geb. 1943. Seit 1987 Ordinarius für Kinder- und Jugendpsychiatrie, Universität Zürich.



**Bibliografische Information Der Deutschen Bibliothek**

Die Deutsche Bibliothek verzeichnet diese Publikation in der Deutschen Nationalbibliografie; detaillierte bibliografische Daten sind im Internet über http://dnb.ddb.de abrufbar.


Göttingen • Bern • Wien • Toronto • Seattle • Oxford • Prag
Rohnsweg 25, 37085 Göttingen

**http://www.hogrefe.de**
Aktuelle Informationen • Weitere Titel zum Thema • Ergänzende Materialien



Umschlagabbildungen: © Getty Images, München
Illustrationen: Klaus Gehrmann, Boppard; www.elkenwelt.de
Satz: Beate Hautsch, Göttingen
Gesamtherstellung: Schlütersche Druck, Langenhagen
Printed in Germany
Auf säurefreiem Papier gedruckt

ISBN 3-8017-1919-7

## Zielsetzung des Ratgebers

Dieser Ratgeber informiert über Erscheinungsformen, Ursachen, Verlauf und die Behandlungsmöglichkeiten bei Anorexie (Magersucht). Er richtet sich einerseits an Eltern, Erzieher oder andere Bezugspersonen, die mit dieser oft schwerwiegenden Erkrankung bei Kindern oder Jugendlichen konfrontiert und vielfach überfordert sind, andererseits aber auch an die betroffenen Jugendlichen selbst.

Nicht selten verstreicht viel Zeit, bis junge Menschen mit einer Anorexie professionelle Unterstützung suchen. Im Vorfeld der Erkrankung bestehen bereits Auffälligkeiten im Essverhalten, welche häufig nicht erkannt oder von den Jugendlichen aus Scham versteckt werden. Auch wenn bereits eine ausgeprägte Anorexie (Magersucht) entwickelt ist, verweigern die Betroffenen häufig die Hilfsangebote der Bezugspersonen.

Dieser Ratgeber versucht einen Beitrag zu leisten, dass die Essstörung frühzeitig erkannt werden kann und vermittelt zudem konkrete Ratschläge für Eltern und andere Bezugspersonen, wie sie mit jungen Menschen umgehen können, die an einer Essstörung leiden. Die frühzeitige Erkennung von Essstörungen ist von entscheidender Bedeutung, da diese in einem frühen Stadium wirksamer behandelt werden können. Je früher die Behandlung beginnt, desto besser sind die Heilungschancen. Im Verständnis der Essstörung als Erkrankung sowie der jugendlichen Betroffenen liegt der Schlüssel zu effektiver Hilfestellung.

Anorexie (Magersucht) steht in einer engen Verknüpfung mit anderen Essstörungen, insbesondere der Bulimie, die in den letzten Jahren zunehmend an Bedeutung gewonnen hat. Dieses Krankheitsbild wird daher in einem eigenen Kapitel behandelt.

Da die Behandlung der Anorexie immer von der Kooperation der Jugendlichen selbst abhängt, nehmen die Informationen an die Betroffenen sowie Hinweise zur Selbsthilfe einen wichtigen Teil des vorliegenden Ratgebers ein. Nicht zuletzt sind hier auch Erfahrungen festgehalten, die sich aus Gesprächen mit den Menschen ergeben haben, die selbst an einer Anorexie leiden. In den im Text enthaltenen Fallbeispielen kommen die Betroffenen selbst zu Wort, die in zum Teil eindrücklicher Weise ihre Erfahrungen im Kampf gegen die Essstörung dokumentiert haben. Da der weitaus größte Teil der von Essstörungen betroffenen Menschen Frauen sind, wurde im Text meist die weibliche Form gewählt. Die Informationen lassen sich jedoch auch auf männliche Jugendliche übertragen, die an einer Essstörung leiden.

Dieser Ratgeber ist Bestandteil der Reihe *Ratgeber Kinder- und Jugendpsychotherapie,* in der Betroffenen aber auch Eltern, Lehrern und Erziehern Informationen über verschiedene psychische Auffälligkeiten gegeben und Möglichkeiten zur Selbsthilfe aufgezeigt werden. Der Ratgeber ergänzt den Leitfaden über Anorexia nervosa (Steinhausen, 2005), der sich an Ärzte und Psychotherapeuten richtet und die Diagnostik und Therapie von Anorexia nervosa beschreibt.

Zürich, Januar 2005 Dagmar Pauli und Hans-Christoph Steinhausen

# Inhalt

# 1 Kennen Sie das?

Die *14-jährige Barbara* sitzt am Tisch und starrt angeekelt auf ihren Teller, auf dem sich nur eine kleine Kartoffel und etwas Salat befinden. Obwohl sie kaum etwas zu sich genommen hat, behauptet sie übersatt zu sein. Ihr Bauch sei aufgebläht und sie bringe keinen Bissen mehr herunter. Die Eltern sind verzweifelt, da es nun schon seit vielen Wochen so geht und Barbara bereits 10 kg abgenommen hat. Die Mutter versucht ihr gut zuzureden, wenigstens den Teller noch leer zu essen. Sie hält ihrer Tochter vor, wie wenig diese in letzter Zeit gegessen habe, Barbara argumentiert dagegen. Der Vater schließlich kann die hitzige Diskussion nicht mehr aushalten und spricht ein Machtwort: Barbara müsse jetzt den Teller leer essen oder verschwinden. Daraufhin verlässt diese wütend den Tisch, läuft in ihr Zimmer und schlägt die Tür hinter sich zu. So geht es nun seit Wochen und die Situation am Familientisch wird immer unerträglicher. Anfänglich hat die Mutter die Diät von Barbara noch unterstützt; auch der Kinderarzt hatte ja eine Gewichtsreduktion empfohlen, weil das Mädchen seit Beginn der Pubertät ein wenig pummelig geworden war. Nun ist Barbara mehr als schlank und behauptet weiterhin, sie fühle sich zu dick und müsse abnehmen. Sie isst nur noch Gemüse, Salat und Joghurt und auch davon kaum etwas, behauptet sich vor Fett und Zucker zu ekeln und trinkt statt dessen den ganzen Tag Wasser. Alle Versuche der Eltern auf ihr Verhalten Einfluss zu nehmen, scheinen ihre Abwehr gegen das Essen nur zu verstärken.

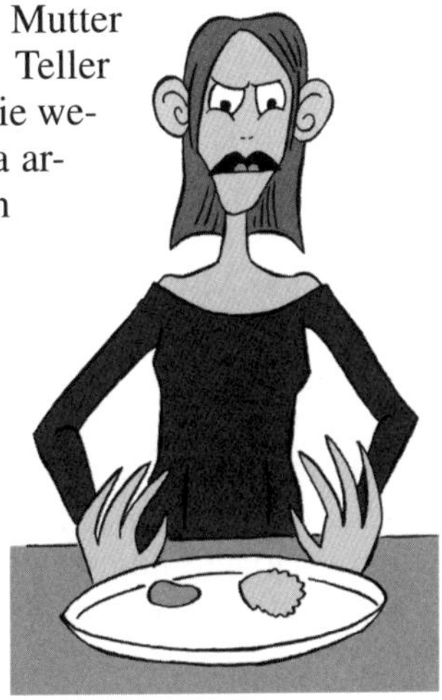

*Nadine* verschwindet nach dem Essen regelmäßig auf der Toilette. Anfänglich hat sich ihre Mutter nichts dabei gedacht, inzwischen aber beginnt sie langsam sich zu beunruhigen. Die Eltern kennen Nadine als problemloses, fröhliches Kind, das ihnen bisher nie Sorgen bereitet hat. Sie ist eine ausgezeichnete Schülerin und sehr selbstständig und hilfsbereit. Da sie schon immer ein Fliegengewicht mit zartem Körperbau war, fiel es nicht auf, dass sie im Vergleich zu den Altersgenossinnen immer dünner wurde. Sie blieb ja trotzdem zäh und sportlich, wenn sie auch in letzter Zeit mit ihrem Bewegungsdrang übertreibt und fast zwanghaft jeden Tag mehrere Stunden Joggen geht. Seit frühester Kindheit ist sie heikel im Essen, mag nur wenige Speisen und als 12-Jährige wurde sie Vegetarierin. Obwohl Nadine bereits 15 Jahre alt ist, ist sie körperlich kaum entwickelt. Früher hatte sie Freundinnen in der Schule, von denen sie sich in letzter Zeit aber zurückgezogen hat. Sie verbringt ihre Tage mit Lernen und sportlicher Betätigung. Lange Zeit getrauen sich die Eltern nicht, mit Nadine über ihre Beobachtungen und Sorgen zu sprechen, weil sie ihr nicht zu nahe treten möchten. Als dann die Mutter sich eines Tages ein Herz fasst und Nadine auf ihre Probleme anspricht, bricht das Kartenhaus zusammen: Nadine gesteht, dass sie seit Monaten immer wieder Nahrung erbricht, weil sie auch bei kleinen Mengen das Gefühl hat, zu viel gegessen zu haben. Sie beschäftigt sich den ganzen Tag mit ihrem Körpergewicht und dem Zählen von Kalorien. Sie hat die Eltern mit ihrem Gewicht belogen und trägt extra weite Kleider, damit niemand bemerkt, wieviel sie bereits abgenommen hat. Verzweifelt weinend erklärt sie ihrer Mutter, dass sie sich weiterhin dick und hässlich fühlt.

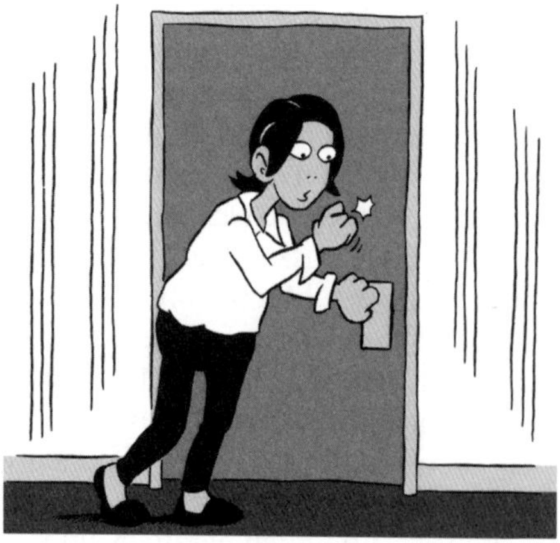

In beiden Beispielen wird deutlich, wie sich Essstörungen häufig schleichend entwickeln und lange nicht als solche erkannt werden. Essprobleme sind besonders unter jungen Mädchen weit verbreitet und kommen auch bei männlichen Jugendlichen vor. Gerade in der Jugendzeit tritt die Beschäftigung mit dem eigenen Körper und der Wunsch, dem Schlankheitsideal der Gesellschaft zu entsprechen, in den Vordergrund. Viele junge Menschen haben Übergewicht oder fühlen sich zu dick, obwohl sie eigentlich normalgewichtig sind. Sie versuchen weniger zu essen oder auf andere Weise abzunehmen, zum Beispiel indem sie das Essen willentlich erbrechen. Bei einigen entwickelt sich daraus eine Anorexie (Magersucht). Eltern oder andere Bezugspersonen stehen oft hilflos daneben. Ihre Hilfsangebote werden von den betroffenen Jugendlichen vehement abgelehnt, da sich diese für ihr Problem schämen und es daher verleugnen. In den folgenden Kapiteln werden wir versuchen, Betroffenen und ihren Eltern Informationen zur frühzeitigen Erkennung sowie über geeignete Behandlungsmöglichkeiten zu geben.

## 2 Woran erkenne ich, dass ein Kind oder eine Jugendliche anorektisch (magersüchtig) ist?

Viele junge Mädchen und Frauen sind mit ihrer Figur unzufrieden. Die Mehrzahl der weiblichen Jugendlichen möchte abnehmen und sehr viele haben bereits Diäten durchgeführt. Auch bei Jungen treten vermehrt Wünsche nach einem schlanken und sportlichen Körperbau auf. Der Versuch mit Hilfe einer Diät das Gewicht zu reduzieren, ist an und für sich noch keine Anorexie (Magersucht), kann aber zusammen mit anderen Faktoren eine solche Störung auslösen.

Eine voll ausgeprägte Anorexie liegt vor, wenn ein Kind oder eine Jugendliche durch eine außer Kontrolle geratene Diät so weit abnimmt, dass das *Körpergewicht mindestens 15% unter dem normalen, für das Alter und die Körpergröße erwarteten Gewicht* liegt. Bei Kindern und Jugendlichen im Wachstumsalter kann eine Anorexie lange unerkannt bleiben, da das Untergewicht unter Umständen nicht durch Abnehmen sondern durch fehlendes Zunehmen entsteht. Sie werden größer, aber die zu erwartende Gewichtszunahme bleibt durch Unterernährung aus.

Um den für Alter und Größe zu erwartenden normalen Gewichtsbereich zu berechnen, verwendet man den so genannten *Body-Mass-Index (BMI).* Er wird berechnet, indem man das Gewicht (in kg) durch die mit sich selbst multiplizierten Körpergröße (in m) teilt. Ein Mädchen von 1.56 m Größe und 50 kg Körpergewicht hat demnach einen BMI von 50 geteilt durch (1.56 mal 1.56), also 20.6 kg/m². Bei Erwachsenen ist das Gewichtskriterium für Magersucht so definiert, dass der errechnete BMI unter 17 liegt, ein gesundes Körpergewicht liegt je nach Konstitution im Bereich eines BMI von ca. 19 bis 26. Kinder und jüngere Jugendliche haben im Durchschnitt tiefere BMI-Werte; es gibt je nach Alter und Größe unterschiedliche Normwerte, welche aus den so genannten Perzentilenkurven ablesbar sind. Der Arzt kann Eltern und Jugendlichen auf diesen Kurven zeigen, wo die Betroffene im Vergleich zu ihren Altersgenossen in ihrem auf die Größe bezogenen Gewicht steht. Liegt der BMI-Wert des Kindes unter der 3. Perzentile bedeutet dies, dass mehr als 97% der Gleichaltrigen bei gleicher Größe schwerer sind und es liegt massives Untergewicht im Magersuchtsbereich vor.

Der Begriff Anorexie stammt aus dem Griechischen und bedeutet „Appetitlosigkeit“, eine irreführende Bezeichnung, da die Betroffenen eigentlich nicht an einem Appetitmangel leiden, sondern ihren Hunger mit allen Mitteln zu unterdrücken versuchen.

Magersüchtige *vermeiden absichtlich „fettmachende" Speisen*, d.h. Nahrungsmittel mit hoher Kalorienzahl, und ernähren sich darum meist sehr einseitig von Gemüse, Salat, Obst, Magermilchjoghurt oder ähnlichem. Trotz des niedrigen Körpergewichts empfinden sich Jugendliche mit Anorexie als fett. Sie leiden an einer *Körperwahrnehmungsstörung*, so dass sie sich im Spiegel unförmig dick wahrnehmen, auch wenn sie in den Augen der Umwelt bereits als beängstigend spindeldürr und abgemagert erscheinen. Sie setzen sich Gewichtsziele, die weit unter der Norm für ihr Alter und ihre Größe liegen und haben panische Ängste vor einer Gewichtszunahme. Jeder Bissen Nahrung stellt für sie eine Gefahr dar. Oft bestehen geradezu irrationale Vorstellungen, dass die geringste Menge Fett eine unkontrollierbare massive Gewichtszunahme bedeuten würde.

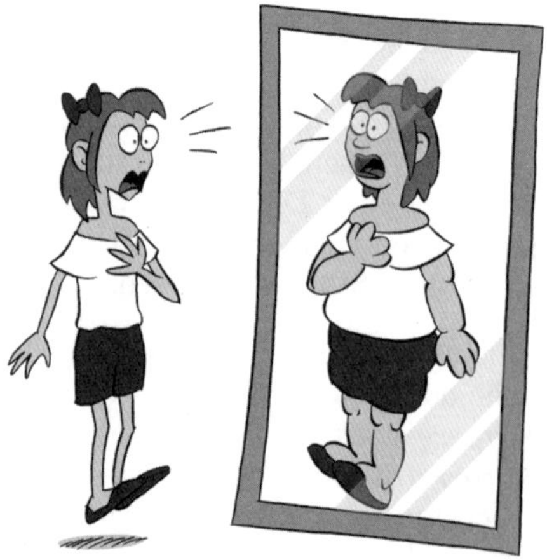

Durch die lang andauernde Unterernährung können sich vielfältige körperliche Mangelerscheinungen entwickeln (siehe Kapitel 5). Bei weiblichen Jugendlichen und Frauen zeigt sich dies in Hormonstörungen, die zum *Ausbleiben der Menstruation* führen. Mädchen, die sehr früh anorektisch werden, erleben oft einen Stillstand in der körperlichen Entwicklung; bei ihnen setzen Pubertät und damit die Menstruation gar nicht erst ein.

Einige Jugendliche mit Magersucht versuchen zusätzlich an Gewicht zu verlieren, indem sie das wenige Essen, das sie zu sich nehmen, willentlich *erbrechen*, andere nehmen *Appetitzügler, Abführmittel* oder andere Medikamente zur Gewichtsabnahme ein. Nicht selten besteht ein *übertriebener Bewegungsdrang* mit exzessiver sportlicher Betätigung, wodurch der Gewichtsverlust noch zusätzlich verstärkt wird. Dieser Bewegungsdrang ist jedoch nicht nur – wie vielfach angenommen – ein Versuch der magersüchtigen Jugendlichen, durch übertriebene sportliche Betätigung absichtlich den Kalorienverbrauch zu erhöhen. Vielmehr entsteht der Drang, sich ständig bewegen zu müssen, durch die hormonelle Umstellung des Körpers im Hungerzustand; es handelt sich also um ein körperliches Phänomen, welches nur eingeschränkt willentlich beeinflussbar ist. Stark eingeschränkte Nahrung führt daher auch bei nicht magersüchtigen Menschen oder bei Tieren aus biologischen Gründen zu einem vermehrten Bewegungsdrang (siehe dazu Kapitel 5).

Der Alltag von Menschen mit Anorexie ist geprägt von einer *andauernden Beschäftigung mit Nahrung und Kalorien.* Oftmals nehmen sie nur winzige Portionen zu sich und entwickeln dabei auffällige *Essrituale,* z.B. durch extremes Zerkleinern der Nahrung oder sehr langsames Kauen und Hinunterschlucken. Hungergefühle werden nicht selten durch *exzessives Trinken* betäubt, vornehmlich Wasser, Kaffee oder kalorienarme Cola. Meistens ziehen sich die Kinder und Jugendlichen mit einer Anorexie in der Familie und auch von ihrem Freundeskreis zurück, sie wirken oft ernst, freudlos, *depressiv* und reagieren auf Belastungen empfindlicher.

Erstaunlich viele magersüchtige junge Menschen leiden genau unter den beschriebenen typischen Symptomen. Dennoch möchten wir betonen, dass Ausprägung und Hintergründe der Erkrankung bei jedem Menschen verschieden sind. Es wäre verfehlt anzunehmen, dass jemand, der das eine oder andere Symptom anders erlebt, demnach nicht unter Anorexie leidet. Manche jugendliche Magersüchtige erkennen beispielsweise, dass sie zu dünn sind, das heißt sie zeigen nicht die typische Körperwahrnehmungsstörung. Dennoch fühlen sie sich unfähig, genügend Nahrung zu sich zu nehmen, um ein normales Gewicht zu erreichen und können in einen bedrohlichen anorektischen Zustand geraten.

Einige Jugendliche mit Anorexie geben zum Beispiel den Ekel vor dem Essen und nicht das Ziel eines schlanken Körpers als Grund für ihr Hungern an, andere können keine eigentliche Begründung für ihre strikte Diät geben. Bei nicht wenigen stehen auch Ziele wie Selbstbeherrschung oder Askese im Vordergrund.

Selbstverständlich gibt es auch viele beginnende oder nicht voll ausgeprägte Essstörungen, bei denen nicht alle oben beschriebenen Kriterien für eine Anorexie erfüllt sind. Häufig ist das Gewicht während der ersten Wochen oder Monate noch knapp an der unteren Grenze des normalen Bereichs, besonders wenn die Betroffene zu Beginn der Erkrankung eher übergewichtig war. Das noch nicht ganz erfüllte Gewichtskriterium kann also keinesfalls als Beruhigung herangezogen werden, indem sich die Betroffene einredet, sie könne nicht an Magersucht leiden, da der BMI ja noch über 17 liege. Die Gefahr eines plötzlichen rapiden Gewichtsverlustes ist bei einer beginnenden Essstörung äußerst hoch, so dass sich auch in diesen Fällen die frühzeitige Inanspruchnahme von fachlicher Hilfe unbedingt empfiehlt.

Es gibt atypische Formen von Anorexie, bei denen nicht alle Kriterien erfüllt sind, die jedoch ebenso behandlungsbedürftig sein können.

Eine genaue Kenntnis des Krankheitsbildes der Anorexie kann helfen, den jugendlichen Menschen mit seiner jeweils individuellen Form der Essstörung verstehen zu lernen. Sowohl für die Betroffenen selbst als auch für die Eltern und andere Bezugspersonen ist die Auseinandersetzung mit der Magersucht als Krankheit ein erster wichtiger Schritt, um die individuelle Ausprägung und persönliche Bedeutung der Anorexie für die einzelne Betroffene zu erfassen.

| **Kernmerkmale einer Anorexie (Magersucht):** |
|---|
| – Gewichtsverlust oder fehlende Gewichtszunahme bis 15% unter dem für Alter und Größe erwarteten Gewicht.<br>– Gewichtsverlust selbst herbeigeführt durch absichtliches Hungern und Vermeiden fettmachender Speisen.<br>– Selbstwahrnehmung als „zu fett“ und panische Angst, zu dick zu werden.<br>– Bei Mädchen: Ausbleiben oder Nichteinsetzen der Menstruation. |
| **Häufige weitere Merkmale:** |
| – Absichtliches Erbrechen, Einnahme von Abführmitteln oder Appetitzüglern, übertriebener Bewegungsdrang, auffälliges Essverhalten.<br>– Depressive Verstimmung, Rückzug. |

Im Anhang dieses Ratgebers (vgl. S. 74) findet sich ein *Fragebogen für Jugendliche zur Selbstbeurteilung und Früherkennung von Essstörungen.* Dieser kann jungen Menschen helfen zu erkennen, ob sie gefährdet sind, eine Essstörung zu entwickeln oder möglicherweise bereits an einer solchen leiden. Ein *Fragebogen für Angehörige,* der sich ebenfalls im Anhang befindet (vgl. S. 76) kann Eltern Anhaltspunkte geben, ob das auffällige Essverhalten ihres Kindes bereits einer Essstörung entspricht.

## Fallbeispiele

*Lara, 19 Jahre:* „Ich wollte lange nicht wahrhaben, dass ich tatsächlich magersüchtig bin. In Zeitschriften habe ich immer wieder Berichte über magersüchtige Mädchen gelesen. Irgendwie hat mich das fasziniert, aber ich habe mich trotzdem total davon distanziert. Die waren ja extrem dünn und ich fühlte mich fett! In jeder Beschreibung habe ich etwas gefunden, was bei mir ganz anders ist. So habe ich immer wieder versucht mich selbst davon zu überzeugen, dass mit mir alles in Ordnung ist. Auch, als ich schon lange in mir drin irgendwie gewusst habe, dass das ganz und gar nicht mehr stimmt."

*Ursula, 15 Jahre:* „Alles in meinem Kopf drehte sich nur noch ums Essen. Meine Welt bestand aus Fett und Kalorien. Meinen Hunger hatte ich mir schon lange selbst ausgeredet, aber das Essen konnte ich nicht aus dem Kopf bringen. Von morgens bis abends war ich damit beschäftigt, ob dieses Joghurt oder jene Gurkenscheibe noch drin liegt. Und für jeden Bissen, den ich gegessen habe, habe ich mich selbst fertig gemacht. Für mich machte es einen großen Unterschied, ob ich 5 oder 7 Gramm fettfreien Käse esse, ob ich drei oder vier Löffel vom Magermilchjoghurt zu mir nehme, ein Unterschied wie zwischen Leben und Tod. Ich unterteilte das Essen in für mich erlaubte und verbotene Nahrungsmittel. Natürlich war die Liste der verbotenen Sachen unendlich lang, sie enthielt eigentlich sämtliche Nahrungsmittel außer Salat, rohem Gemüse, Magermilchjoghurt und Magerquark. Vor fettigen Speisen ekelte ich mich dermaßen, dass mir schlecht wurde, wenn ich sie nur ansehen musste. Deshalb konnte ich auch nicht mehr mit meiner Familie zusammen essen. Es stieß mich ab, was sie da alles aßen: Fett, Kalorien – für mich das pure Gift! Natürlich wollten meine Eltern das nicht akzeptieren, sie glaubten mir nicht, dass es mich tatsächlich würgte, wenn ich mir nur vorstellte, das normale Essen am Tisch mitzuessen. Sie meinten, ich stelle mich einfach an, es sei irgend so ein Schlankheitstick, wie sie sich ausdrückten. Aber je mehr sie mich versuchten zu zwingen, desto weniger aß ich."

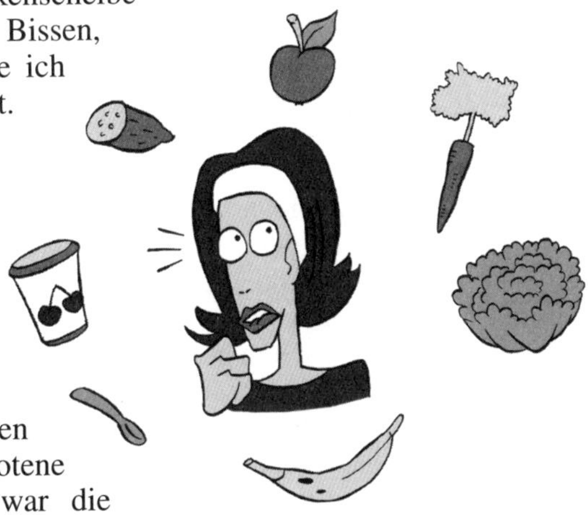

*Sofia, 17 Jahre:* „Ich fühlte mich unglaublich dick und fett, richtig abstoßend. Ich habe mich total vor mir selbst geekelt. Es ist schwierig zu erklären: Irgendwo wusste ich, dass ich dünn war, aber es ist dann doch nicht bis zu mir selbst durchgedrungen. Es waren irgendwie zwei Teile in mir. Von der Vernunft her wusste ich natürlich, dass ich eigentlich zu wenig wog. Wenn ich aber in den Spiegel geschaut habe, dann habe ich nur auf den Bauch und die Oberschenkel geschaut und war überzeugt: extrem vorgewölbt, zu fett! Ich habe mich mit anderen verglichen und war ständig der Meinung, dass ich immer noch dicker sei. Eine Zeitlang musste ich dann ständig im Spiegel kontrollieren, wie vorgewölbt der Bauch gerade war, alle paar Minuten, es war schrecklich, ich war richtig von diesem Gedanken besessen. "

*Bruno, 18 Jahre:* „Ich kann eigentlich bis heute nicht genau sagen, warum ich damals angefangen habe zu hungern. Es war wie eine innere Stimme, die mir sagte, ich dürfe nichts mehr essen, ich müsse den inneren Schweinehund besiegen. Ich wollte keinen Hunger mehr haben und so hatte ich keinen Hunger mehr. Das jedenfalls habe ich immer behauptet und mir auch selbst eingeredet. Es ist schwer zu erklären, es war eigentlich keine Lüge, ich habe den Hunger einfach nicht als solchen wahrgenommen, ich habe ihn irgendwie umgedeutet. Heute würde ich sagen, dass ich ständig Hunger hatte, deshalb dachte ich auch ständig ans Essen. Und ich war unheimlich stolz, wenn es mir gelungen war, fast nichts zu mir zu nehmen. Ich habe im Spiegel schon gesehen, wie ich immer dünner wurde, aber gerade das wollte ich ja, ich habe es nicht als bedrohlich empfunden. Im Gegenteil: endlich war ich jemand, endlich war ich der Beste, der, der sich selbst im Griff hat und über allem steht. Lange habe ich es als Vorteil gesehen magersüchtig zu sein, deshalb wollte ich es auch auf keinen Fall aufgeben. Erst nach langer Zeit habe ich gemerkt, dass ich ja alles verpasse, keine Freunde mehr habe, erst recht keine Freundin, immer zu Hause hocke und nur mit meiner Magersucht beschäftigt bin."

## 3 Welche und wie viele Menschen sind betroffen?

In den westlichen Gesellschaften nimmt die Rate der Menschen mit Übergewicht seit einigen Jahrzehnten stetig zu. So sind in Europa bereits ca. 50% der erwachsenen Bevölkerung leicht und 20% stark übergewichtig. Auch unter Jugendlichen ist Übergewicht ein zunehmendes Gesundheitsproblem. Die Diskrepanz zum herrschenden Schönheitsideal eines gesunden, straffen, praktisch fettfreien und muskulösen Körperbaus wird demnach immer größer.

Besonders unter der weiblichen Bevölkerung sind Diäten aus diesem Grunde weit verbreitet, wobei sich die Altersgrenze immer weiter nach unten verschiebt. Immer jüngere Mädchen fühlen sich bereits zu dick und beginnen mit strikten Diäten. Untersuchungen haben gezeigt, dass sich heute ca. 50% der 11- bis 13-jährigen Mädchen als zu dick empfinden und ca. 40% der 11- bis 19-jährigen weiblichen Jugendlichen bereits eine Diät hinter sich haben.

Selbstverständlich kann eine Diät nicht mit einer Essstörung gleichgesetzt werden. Diätverhalten begünstigt jedoch nachweislich gerade bei jüngeren Frauen und Mädchen den Beginn einer Essstörung.

Praktisch jede Anorexie und rund die Hälfte der Bulimien hat zunächst mit einer Diät begonnen.

Das voll ausgeprägte Bild einer Magersucht findet sich bei weniger als 1% der 15- bis 30-jährigen Frauen. Meistens bricht die Erkrankung im Alter zwischen 14 und 18 Jahren aus, es gibt aber auch Fälle mit Beginn vor Eintritt der Pubertät. Unter Bulimie leiden mehr als 1% der 15- bis 30-jährigen Frauen, wobei der Beginn der Erkrankung eher im späten Jugendalter oder frühen Erwachsenenalter liegt. Andere Essstörungen wie beispielsweise Essanfälle ohne Erbrechen, das so genannte Binge-Eating, sind bei Erwachsenen noch weitaus häufiger. Eine schwer abzuschätzende Zahl von Menschen leidet unter verschiedenen einzelnen Symptomen von Essstörungen, ohne das volle Krankheitsbild einer Magersucht zu entwickeln, je nach Untersuchung zwischen 20 und 50% der Normalbevölkerung.

Besonders gefährdete Risikogruppen für Anorexie und Bulimie sind Balletttänzerinnen, Extremsportlerinnen und Models, bei denen ein extrem schlanker Körperbau zur optimalen Karriereentwicklung gefordert wird.

Obwohl Magersucht unter Frauen weitaus häufiger vorkommt, können auch Männer voll ausgeprägte Krankheitsbilder entwickeln. Der Anteil der Männer unter den Patienten mit Anorexie beträgt 5 bis 10%.

## Fallbeispiel

*Lisa, 16 Jahre:* „Schon als ganz kleines Mädchen habe ich von einer Karriere als Balletttänzerin geträumt. Mit vier Jahren habe ich mein erstes Balletttröckchen bekommen, da war ich so stolz! Ich kann mich jetzt noch genau daran erinnern, wie ich es angezogen, im Zimmer herumgetanzt habe und alle Erwachsenen sind aus dem Staunen nicht herausgekommen. Ständig hörte ich, dass ich so begabt sei, ein richtiges Naturtalent! Bald habe ich mit dem ernsthaften Training begonnen und bin dann in eine Fördergruppe gekommen. Ich war so froh, meine Eltern stolz und glücklich damit machen zu können.

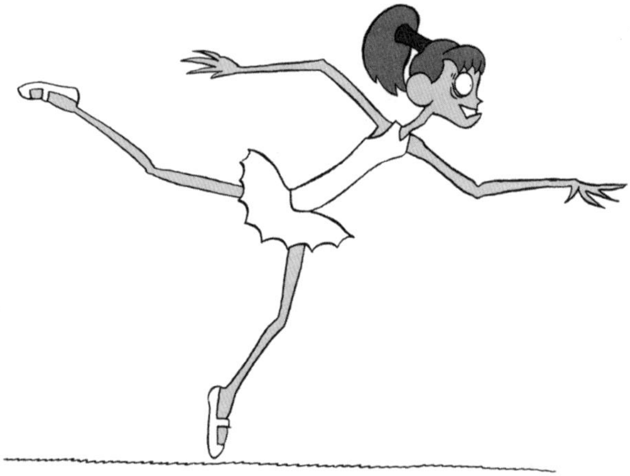

Als ich zwölf Jahre alt war, hatte ich einen Trainer, der meinen Ehrgeiz anstachelte. Er meinte, ich könnte Weltklasse werden, wenn ich mich richtig einsetze. Ich kam in die Pubertät und begann runder zu werden. Da hat mein Trainer mich darauf aufmerksam gemacht, dass ich auf meine Figur achten muss. Als Balletttänzerin darf man sich kein Gramm Fett am Körper erlauben, das habe ich auch bei meinen Vorbildern gesehen, den richtigen Ballerinas, die ich mir immer wieder auf Videos anschaute und deren Bewegungen ich ganz genau nachmachen wollte.

Ich begann auf meine Ernährung zu achten, möglichst wenig Kalorien zu mir zu nehmen. Schon bald verlor ich an Gewicht und erntete dafür Komplimente von meinem Trainer. Dann aber konnte ich plötzlich nicht mehr aufhören zu hungern, ich hungerte mich immer weiter herunter, auch als mein Trainer und auch meine Eltern schon längst sagten, dass ich wieder mehr essen soll. Ich hungerte so lange, bis es aus war mit Ballett. Auf eine Art war das eine richtige Erleichterung für mich, als ich nicht mehr tanzen durfte.

Andererseits hatte ich ein schlechtes Gewissen, meinen Trainer und meine Eltern so zu enttäuschen. Heute denke ich, es war vielleicht auch eine

Flucht vor diesen ganzen Ansprüchen, so gut sein zu müssen, Weltklasse zu werden. Ich dachte, ich schaffe das sowieso nicht und so kam es mir irgendwie recht, dass ich einfach nicht mehr konnte."

## 4 Welche Probleme treten häufig zusätzlich auf?

Sehr häufig wollen sich Menschen mit Magersucht nicht helfen lassen, ja sie wehren sich geradezu mit Händen und Füßen gegen jeglichen Versuch ihrer Umwelt, sie zum Essen zu bewegen. Besonders bei Kindern oder Jugendlichen, die ja noch nicht die volle Verantwortung für sich und ihre Gesundheit übernehmen können, werden Eltern häufig auf eine schwere Belastungsprobe gestellt. Sie versuchen meist mit allen Mitteln, ihrem Kind den eigenen Zustand vor Augen zu führen, scheitern aber an dessen verzweifelter Abwehr jeglicher Hilfe. Es gehört zum Krankheitsbild der Anorexie, dass die Betroffenen eine *geringe Krankheitseinsicht* haben. Sie verleugnen jegliche Problematik, erkennen sich selbst nicht als zu dünn, sondern nehmen sich im Gegenteil als zu dick wahr. Während die Eltern sich schwerste Sorgen um den Gesundheitszustand ihrer unterernährten Tochter machen, beschäftigt sich diese nur weiterhin mit Kalorienzählen und Abnehmen.

Es ist daher in der Regel ein langer und beschwerlicher Weg, bis die betroffenen Kinder und Jugendlichen die Einsicht erlangen, dass sie an einer Anorexie leiden und Hilfe benötigen. Nicht selten wird die professionelle Hilfe zu spät in Anspruch genommen, weil erst mit dem Erreichen eines medizinisch gefährlichen Untergewichtes die Einsicht wächst, dass es so nicht mehr weitergehen kann. Werden die Jugendlichen gegen ihren Willen zu einer medizinischen oder psychiatrischen Untersuchung gedrängt, verweigern sie dort unter Umständen ihre Mitarbeit. Auch für die konsultierten Therapeuten ist es in diesen Fällen eine Herausforderung, vor der mangelnden Motivation der Jugendlichen nicht zu resignieren, sondern die Krankheitseinsicht gemeinsam mit ihnen und ihren Eltern schrittweise zu erarbeiten.

Wie in Kapitel 2 beschrieben, erbrechen einige Patientinnen mit Magersucht die Nahrung, um noch mehr abzunehmen. Bei manchen führt die ständige gedankliche Beschäftigung mit dem Essen bei gleichzeitigem Hungern zu plötzlichen Heißhungeranfällen. Es kommt zu Essattacken, bei denen die Jugendlichen alle möglichen Nahrungsmittel wahllos in sich hineinstopfen und nicht selten mehrere tausend Kilokalorien zu sich nehmen. Diese Essanfälle lösen große Schamgefühle aus, die Jugendlichen fühlen sich anschließend schuldig und ekeln sich vor sich selbst. Schließlich erbrechen sie die Nahrung wieder, um die Spannung abzubauen. *Die Kombination von Diätversuchen, regelmäßigen Essattacken und anschließendem Erbrechen wird als Bulimie bezeichnet* (siehe dazu auch Kapitel 11). Bulimie tritt häufig bei Patientinnen mit Magersucht auf, teilweise kann auch eine Bulimie wiederum in eine Magersucht umschlagen. Einzelne Jugendliche pendeln zwischen reinen Diätphasen und Phasen mit Essattacken und Erbrechen hin und her.

Zu den Symptomen einer Anorexie gehören auch depressive Verstimmungen. Die Betroffenen wirken freudlos und ernst, haben wenig Kraft und Energie, sind empfindlich und beginnen schnell zu weinen. Unterernährte Menschen, welche nicht an einer Anorexie leiden, weisen ähnliche Symptome auf. Hieraus wird ersichtlich, dass diese Antriebs- und Freudlosigkeit häufig als direkte Folge des körperlichen Mangelzustandes erklärbar ist und daher verschwinden kann, wenn die Jugendlichen wieder genug Nahrung zu sich nehmen. Bei manchen anorektischen Jugendlichen jedoch liegt eine zusätzliche *Depression* vor, welche auch unabhängig von der Essstörung besteht und behandelt werden muss. Da sich die Depression und die Magersucht in einem Teufelskreis gegenseitig verschärfen können, sind die Diagnosestellung und eventuell auch die geeignete psychotherapeutische oder medikamentöse Behandlung der Depression in diesen Fällen sehr wichtig.

Andere psychische Erkrankungen, die gehäuft bei Anorexie vorkommen können, sind *Zwangsstörungen.* Hierbei haben die Magersüchtigen nicht nur im Bereich Essen und Figur zwanghafte Gedanken (z. B. nicht essen zu dürfen, dick zu sein), sondern beschäftigen sich übermäßig und anhaltend mit Ordnung, Kontrollen oder Sauberkeit und führen immer wieder bestimmte Rituale aus. Bei einer Zwangsstörung erkennen die Patienten die Sinnlosigkeit ihrer Gedanken und Handlungen, kommen aber aus eigener Kraft nicht mehr davon los. Auch eine Zwangsstörung sollte in jedem Fall als solche erkannt und psychotherapeutisch bzw. medikamentös behandelt werden.

**Häufige zusätzliche psychische Probleme bei Anorexie:**

- Mangelnde Krankheitseinsicht und Therapiemotivation.
- Übergang der Anorexie in eine Bulimie (Essattacken mit anschließendem Erbrechen) oder Wechsel zwischen rein magersüchtigen und bulimischen Phasen.
- Depressionen.
- Zwangsstörungen.

## Fallbeispiele

*Tanja, 16 Jahre:* „Ich wollte mir um keinen Preis helfen lassen, auch als mir eigentlich schon lange klar war, dass ich Hilfe brauchte. Ich wusste genau: wenn ich mich auf die Therapie einlasse, dann muss ich zunehmen und dann werde ich wieder so fett wie früher. Das war für mich der größte Horror!“

*Patricia, 15 Jahre:* „Es war ein ständiges Hin und Her. Zuerst habe ich gehungert, fast gar nichts mehr gegessen und extrem abgenommen. Ich hatte das Gefühl, mich absolut kontrollieren zu können. Es war aber ein wahnsinniger Kampf gegen mich und meinen Hunger, den ich auf die Dauer nicht mehr durchgehalten habe. Irgendwann konnte ich mich dann überhaupt nicht mehr beherrschen und habe alles in mich hineingestopft. Das hat mich so geekelt, dass ich alles wieder ausgekotzt habe. Es begann ein Kreislauf aus Hungern, Essanfällen und Brechen, meistens mehrmals am Tag. Zeitweise habe ich zehnmal täglich erbrochen. Das war die schlimmste Zeit für mich, weil ich mich selbst dafür verachtet habe. Und dann natürlich zur Strafe wieder wochenlanges Hungern und so weiter und so weiter. Ich bin da überhaupt nicht mehr herausgekommen.“

# 5 Welche körperlichen Folgeerscheinungen entstehen durch Anorexie (Magersucht)?

Durch die Unterernährung ist der gesamte Körper des Menschen betroffen, so dass es zu vielfältigen Schäden und Mangelerscheinungen kommt (siehe Abbildung 1).

Vitaminmangel und einseitige Ernährung führen zu *trockener und schuppiger Haut,* brüchigen Nägeln und *Haarausfall.* Auf der Haut entwickelt sich eine feine, flaumartige Behaarung (*Lanugobehaarung*).

Der unterernährte Körper von Menschen mit Magersucht versucht Energie zu sparen, indem das gesamte Kreislaufsystem heruntergefahren wird. Der *Herzschlag verlangsamt sich, der Blutdruck fällt und die Körpertemperatur sinkt.* Die Betroffenen frieren und Schwindelgefühle treten auf.

Bei zusätzlichem Erbrechen kann es zu einer Erniedrigung der Blutsalze (Kalium und Natrium) kommen. Hierdurch können *lebensgefährliche Herzrhythmusstörungen* ausgelöst werden.

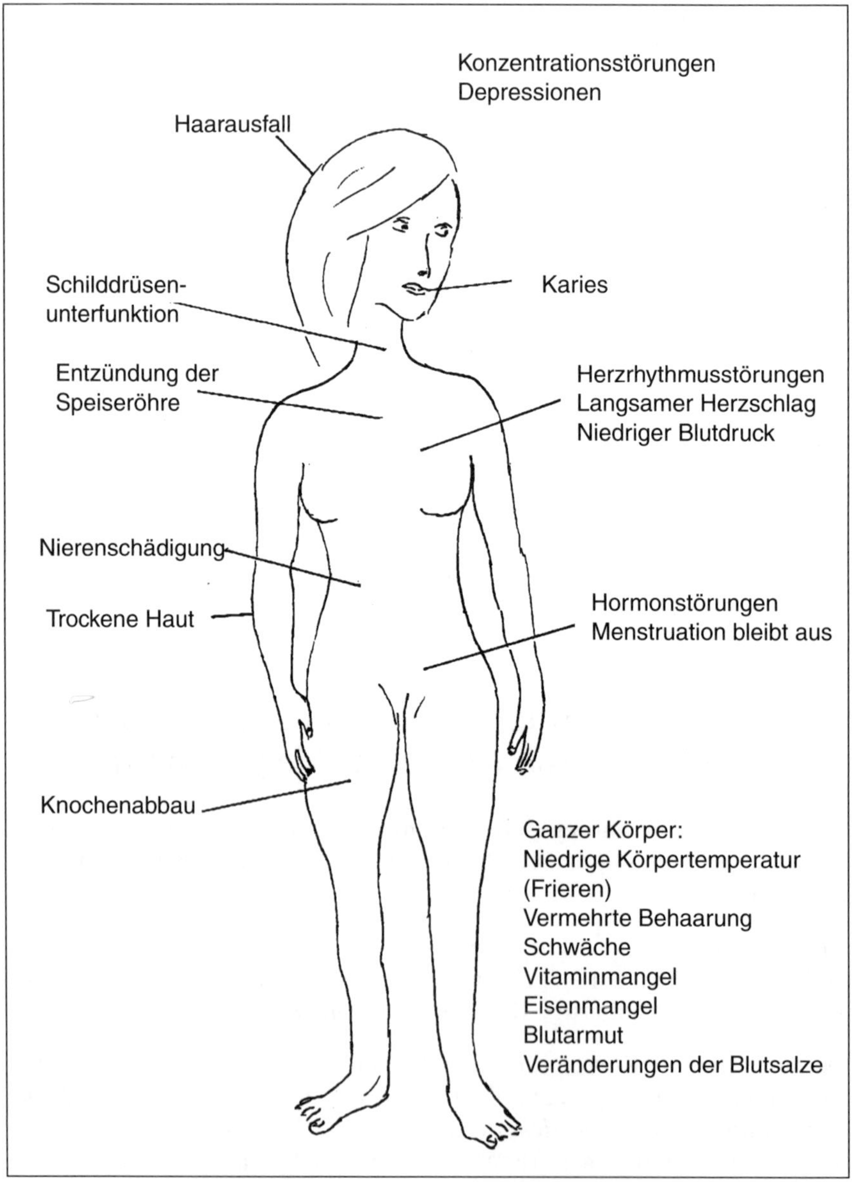


**Abbildung 1:** Körperliche Schäden bei Magersucht

Nach Verbrauch der Fettreserven werden auch Muskeln abgebaut und die Jugendlichen werden schwächer. Leider wird von den Menschen mit Anorexie auf Grund ihrer mangelnden Krankheitseinsicht der körperliche Raubbau und die dadurch *nachlassende Leistungsfähigkeit und Schwäche* häufig gar nicht erkannt. Sie treiben weiterhin exzessiv Sport bis über ihre Leistungsgrenze hinaus und bringen sich dadurch in Gefahr. Der *extreme Bewegungsdrang*, der bei vielen von Magersucht Betroffenen auftritt, hat auch körperliche Ursachen. Menschen mit Anorexie haben im Blut erniedrigte Werte von Leptin, einem körpereigenen Stoff, der in den Fettzellen produziert wird und bei der Hungerregulation im Gehirn eine Rolle spielt. In wissenschaftlichen Versuchen konnte der Nachweis erbracht werden, dass erniedrigte Werte von Leptin am Bewegungsdrang von Menschen im Hungerzustand beteiligt sind. Vielfach fühlen sich die Betroffenen dann außerstande, ruhig auf dem Stuhl sitzen zu bleiben. Sie müssen gleichsam wie unter einem Zwang ständig aufstehen und in Bewegung sein.

Kennzeichnend für die Anorexie und häufig auch für die Bulimie ist eine *Hormonstörung,* die bei weiblichen Jugendlichen durch das *Aussetzen der Menstruation (Amenorrhö)* sichtbar wird. Bei Mädchen, die vor der Pubertät eine Anorexie entwickeln, setzt die Menstruation gar nicht erst ein und es tritt ein Stillstand der körperlichen Reifung auf. Es kommt auch zu Wachstumsstörungen, so dass die Betroffenen auch nach Bewältigung der Magersucht unter Umständen ihre volle Größe und körperliche Entwicklung nicht mehr erreichen.

Die Hormonstörung in Kombination mit Mangel an Vitaminen und anderen wichtigen Nährstoffen führt zu einer Verminderung des Knochenaufbaus oder sogar zum *Knochenabbau (Osteoporose),* eine der wichtigsten Komplikationen der Magersucht. Es können bleibende Schäden in der Knochendichte entstehen, die später Knochenbrüche zur Folge haben. Auch nach Bewältigung einer langandauernden Magersucht wird die ursprüngliche Knochendichte unter Umständen nicht völlig wiederhergestellt.

Jugendliche mit Anorexie leiden unter vielfältigen *Magen- und Darmbeschwerden.* Darmträgheit und *Verstopfung* führen zu *Blähungen und Völlegefühl* – Symptome, die die Magersüchtigen häufig dazu veranlassen, noch weniger zu essen oder Abführmittel zu nehmen. Diese Medikamente führen bei häufigem Gebrauch zu weiterer Darmträgheit und Verstopfung, weshalb die Betroffenen die Dosis erhöhen und noch striktere Diät halten – ein Teufelskreislauf, der nur schwer zu durchbrechen ist.

Eiweißmangel und Kreislaufstörungen führen zu einer vermehrten *Einlagerung von Wasser* im Unterhautgewebe. Dieses Wasser tritt natürlich auf der Waage in Erscheinung und wird häufig von den Magersüchtigen fälschlicherweise als Fettzunahme interpretiert und mit noch strikterem Hungern beantwortet.

Kommt es zu einer Magersucht mit Erbrechen oder zu einer Bulimie (Ess-Brech-Attacken) so können durch das häufige Heraufwürgen von Magensäure Zahnschäden (Karies) entstehen.

*Konzentrationsstörungen und depressive Verstimmungen* sind die psychischen Auswirkungen des körperlichen Mangelzustandes. Auch das Gehirn wird durch die eingeschränkte Ernährung beeinträchtigt, so dass bestimmte Funktionen verlangsamt werden, was sich schließlich in einer eingeschränkten geistigen Leistungsfähigkeit und verminderten psychischen Belastbarkeit zeigt. Es ist wichtig, dass depressive Symptome sowie Konzentrationsstörungen, aber auch der oben beschriebene exzessive Bewegungsdrang, von den Patientinnen und ihren Familien auch als direkte körperliche Erscheinungen auf Grund des Hungerzustandes begriffen werden und nicht etwa als Ursache der Magersucht. Nur eine Behandlung des Untergewichtes kann diese Symptomatik zum Verschwinden bringen. Häufig muss erst durch einen Nahrungsaufbau der psychische Zustand soweit normalisiert werden, dass eine Psychotherapie der dahinterliegenden Problematik erst möglich wird.

Jugendliche mit schweren Essstörungen überschätzen ihren eigenen körperlichen Zustand meist und wollen sich die zunehmende körperliche Schwäche nicht eingestehen. Dennoch erschrecken die meisten, wenn sie erfahren, welche gefährlichen und bleibenden Schäden die Magersucht oder Bulimie anrichten kann. Es ist daher sehr wichtig, dass sie frühzeitig über die körperlichen und psychischen Folgen ihrer Essstörung aufgeklärt werden und sich damit auseinandersetzen können. Nicht selten können die Betroffenen durch einen heilsamen Schock oder durch anhaltende Auseinandersetzung mit Angehörigen und Fachleuten über die Folgen ihres Hungerzustandes zur Einsicht gelangen, dass sie Hilfe benötigen, um sich aus dem bedrohlichen Zustand ihrer Anorexie zu befreien.

Die Anorexie führt zu Unterernährung, die den gesamten Körper angreift und vielfältige Schäden verursachen kann!

## 6 In welchen Teufelskreis geraten Betroffene?

Eine zu Beginn noch harmlose Diät kann – insbesondere bei schnellem Gewichtsverlust – in kurzer Zeit eine bedrohliche Eigendynamik entwickeln. Anfänglich führt die Gewichtsabnahme meistens zu einer Bestätigung durch die Umwelt: die Jugendliche erhält Komplimente für ihre gute Figur und ihre Willensstärke. Schnell jedoch wird das ursprüngliche Gewichtsziel erreicht und das Wunschgewicht nach unten korrigiert. Der Hungerzustand führt zu den beschriebenen körperlichen und psychischen Mangelerscheinungen und zu einer andauernden Beschäftigung mit Nahrungsmitteln und der Figur. Durch die verzerrte Körperwahrnehmung nehmen sich die immer dünner werdenden Jugendlichen mit Magersucht als

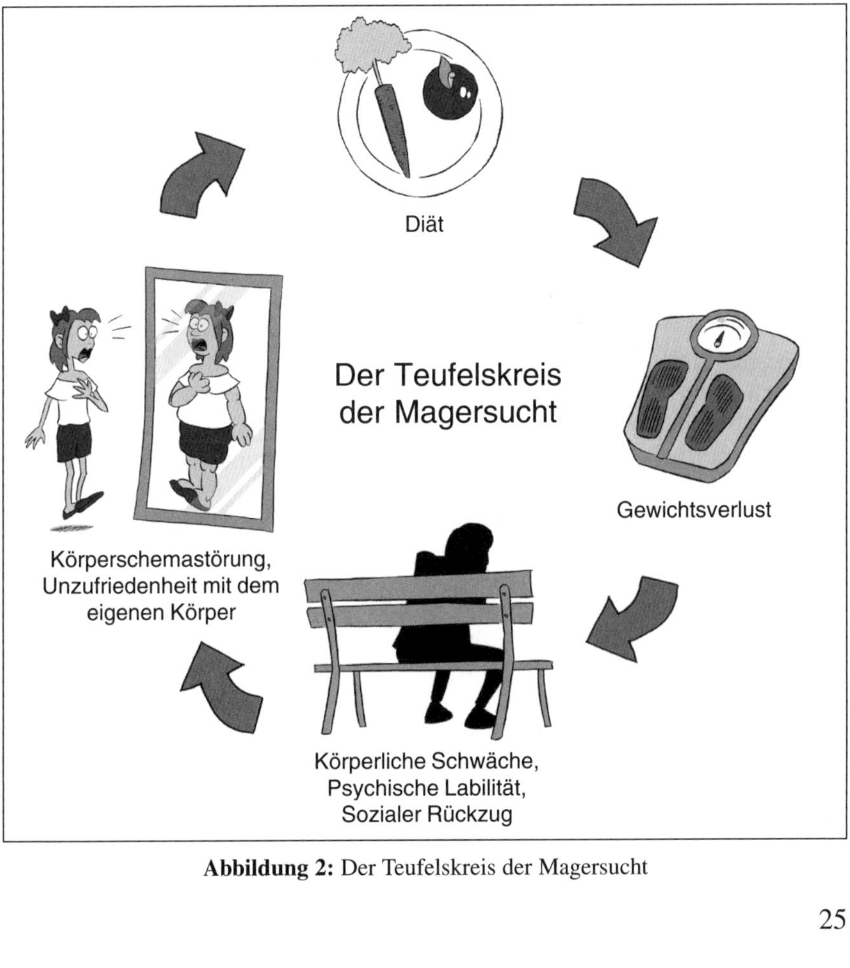


**Abbildung 2:** Der Teufelskreis der Magersucht

immer fetter wahr und halten noch striktere Diät. Körperliche Schwäche und depressive Verstimmungen führen zu sozialem Rückzug, und Hilfe durch die Umwelt wird immer stärker abgelehnt. Bestätigung wird nur noch über das Dünnsein erlebt und gesucht. Häufig erzeugt der Hungerzustand einen zusätzlichen Bewegungsdrang, welcher wiederum das Körpergewicht reduziert und die gesamte Magersuchtsproblematik verschärft. Zusätzliche Methoden zum Abnehmen wie Erbrechen oder Abführmittel können den Teufelskreislauf beschleunigen.

Bei einer ausgeprägten Anorexie fühlen sich die Betroffenen vollständig von Gedanken an Essen und Nahrung beherrscht, haben jedoch panische Angst davor, ihre Kontrolle aufzugeben. In ihrer Angst vor dem Essen und der befürchteten schlagartigen Gewichtszunahme fühlen sich die Jugendlichen häufig von den Eltern zutiefst unverstanden und reagieren daher auf jeglichen noch so gut gemeinten Ratschlag mit Abwehr. Auch in der Familie entsteht ein Teufelskreis von Sorge der Familienmitglieder und zunehmender Essensverweigerung der Magersüchtigen (mehr dazu im Abschnitt zu den familiären Faktoren auf S. 30)

## Fallbeispiele

*Tanja, 16 Jahre:* „Wenn ich heute daran zurückdenke, dann würde ich sagen, es war wie ein Grauschleier, der über mir lag. Ich hatte überhaupt keine Lebensfreude mehr, fühlte mich leer, alles war sinnlos. Zu den anderen hatte ich gar keine Verbindung mehr, sogar meine Familie – wie abgeschnitten! Ständig musste ich weinen, wusste aber gar nicht wieso. Lange habe ich mich ja noch körperlich fit gefühlt, aber irgendwann war auch das vorbei, ich konnte einfach nicht mehr. Danach gab es nichts mehr, woran ich mich aufbauen konnte."

*Sofia, 17 Jahre:* „Es ist sehr schwer zu erklären: Einerseits war ich stolz, so dünn zu sein. Ich habe die anderen richtig verachtet, die immer essen müssen und sich nicht beherrschen können. Vielleicht bin ich auch darum immer mehr vereinsamt, weil ich mich so anders fühlte. Ich war überzeugt, dass niemand mich verstehen kann, dass sie mich alle nur zum Essen zwingen wollen, damit ich so werde wie sie. Und das wollte ich um keinen Preis! Andererseits fühlte ich mich aber fetter, je mehr ich an Gewicht verlor. Der Blick in den Spiegel war der reinste Horror, so dick habe ich mich gesehen! Und darum musste ich noch weniger essen. Schon damals hat mir meine Therapeutin immer gesagt, dass ich mich nicht besser fühle, wenn ich weiter abnehme, dass es ein Teufelskreis ist: je mehr man abnimmt, desto dicker fühlt man sich. Ich wollte das aber nicht glauben, dachte, es wäre ein Trick von ihr, um mich zum Zunehmen zu überreden. Für mich war klar: wenn ich wieder fett werde, dann wird alles nur noch schlimmer. Ich glaube, man muss es selber erleben, um es zu glauben. Es ist wirklich so: wenn man die Magersucht überwindet, dann kann man zunehmen und fühlt sich auch besser. Wenn man drin ist, meint man, dass das unmöglich ist."

# 7 Was sind die Ursachen für Anorexie (Magersucht)?

Warum gerade ich? Wieso ist gerade meine Tochter von einer schweren Essstörung betroffen? Was haben wir falsch gemacht? Diese und viele andere Fragen, häufig verbunden mit Schuldgefühlen, tauchen unweigerlich bei den Betroffenen und ihren Familien auf. Für die Entstehung der Anorexie bei einer bestimmten Jugendlichen kann nicht eine einzige Ursache gefunden werden. So sehr wir das Bedürfnis haben eine plausible Erklärung zu finden – ein Verständnis für die Patientin als Mensch und ihre Erkrankung entsteht häufig erst, indem verschiedene Entstehungsbedingungen nebeneinander gestellt werden und auch die hohe Eigendynamik der Magersucht mit berücksichtigt worden ist.

Welche ursächlichen Bedingungen sind grundsätzlich an der Entstehung von schweren Essstörungen bei Jugendlichen beteiligt? Unter Fachleuten ist heute unbestritten, dass hierbei eine Vielzahl unterschiedlicher Faktoren auf verschiedenen Ebenen zusammenwirken. *Psychologische, familiäre, biologische und gesellschaftliche Zusammenhänge sowie spezielle lebensgeschichtliche Ereignisse* können eine Rolle spielen. Im Folgenden werden diese einzelnen Faktoren genauer erläutert. Dies bedeutet jedoch nicht, dass bei jeder Betroffenen alle Bedingungen gleichermaßen als Ursache wirksam sein müssen. Es bleibt letztlich die Aufgabe der Betroffenen selbst, die entscheidenden Bedingungen und ursächlichen Faktoren in ihrer eigenen Geschichte und ihren Beziehungen im Rahmen einer Therapie verstehen zu lernen.

Zusätzlich zu den bei jeder Betroffenen unterschiedlich zu gewichtenden Ursachen spricht man auch von *aufrechterhaltenden Faktoren*, welche den bereits entstandenen Krankheitsprozess der Magersucht unterstützen. Neben körperlichen und psychischen Folgen der Unterernährung sind hier ungünstige Reaktionen der Familienmitglieder auf die Anorexie zu erwähnen.

## Psychologische Faktoren

Menschen mit Magersucht zeigen gehäuft bestimmte Merkmale in ihrer Persönlichkeit. Dies bedeutet nicht, dass diese Merkmale als alleinige erklärende Ursache für die Anorexie herangezogen werden können. Viele junge Menschen mit ähnlichen Persönlichkeitszügen erkranken nämlich nicht an einer Essstörung; ebenso gibt es junge Menschen mit Magersucht, auf welche die folgenden Beschreibungen nicht oder nur teilweise zutreffen. Für die Betroffenen lohnt sich in jedem Fall die Auseinandersetzung mit den eigenen Teilen der Persönlichkeit, die die Magersucht begünstigt haben, um ein vertieftes Verständnis für sich selbst und Ansatzpunkte zur Veränderung zu erarbeiten.

Ein *niedriges Selbstwertgefühl* bildet oft die Grundlage für die Ausbildung einer Essstörung. Grundlegende Selbstzweifel und Minderwertigkeitsgefühle können bis zur Ablehnung der eigenen Person führen. Oft besteht bei jungen Menschen mit Anorexie zutiefst das Gefühl nicht liebenswert zu sein. Selbsthass und Selbstablehnung werden gerade bei Jugendlichen häufig an äußeren körperlichen Merkmalen „festgemacht". Hier werden die Schönheitsideale der Gesellschaft wirksam, so dass sich die Ablehnung häufig auf weibliche Rundungen bezieht. Der Bauch wird als zu wenig flach, Gesäß und Oberschenkel als zu dick erlebt. Dahinter steht jedoch das Gefühl, sich selbst als Person nicht akzeptieren zu können und sich von anderen nicht geliebt und angenommen zu fühlen, so wie man ist.

Die Selbstunsicherheit versuchen anorektische Menschen oft durch *Perfektionismus* und *Selbstkontrolle* zu kompensieren. Dieser Perfektionismus kann sich auf alle Lebensbereiche beziehen. Häufig besteht der Anspruch keine Fehler zu begehen, anderen keine Sorgen zu bereiten und alle Anforderungen in Schule und Elternhaus selbstständig und ohne Schwierigkeiten zu bewältigen. Nicht selten gelingt es diesen Jugendlichen sehr lange, durch gute Schulleistungen und sportliche Erfolge zu brillieren sowie mit zuvorkommendem und *angepasstem Verhalten* eine harmonische Fassade aufrechtzuerhalten. Die eigenen Gefühle der Unzulänglichkeit und Schwäche werden unterdrückt, eigene Bedürfnisse sowie Entspannung und Lebensfreude bleiben auf der Strecke.

Kommt es dann durch auslösende Faktoren zur Ausbildung einer Anorexie, versuchen die Betroffenen, ihre hohen Ansprüche an sich selbst in der absoluten Kontrolle über ihren eigenen Hunger und in der Gewichtsreduktion zu verwirklichen. Die eigene Unzulänglichkeit ist weniger spürbar, wenn es ihnen zumindest gelingt, sich im Bereich Essen und Hunger zu kontrollieren und gewissermaßen selbst zu besiegen. Zudem hindert der übersteigerte Perfektionismus die jungen Menschen mit Essstörungen häufig daran, sich bei anderen Hilfe zu holen; im Gegenteil versuchen sie, ihre Probleme möglichst lange vor den Eltern geheim zu halten. Sie möchten diesen keine Sorgen bereiten und die Fassade der problemlosen Tochter um jeden Preis aufrecht erhalten.

Typischerweise ist dann die Anorexie die erste Lebenssituation, in der diese Mädchen ihren Eltern Sorgen bereiten. In manchen Fällen scheint die Essstörung wie ein erster Versuch der Jugendlichen, aus dem alten Muster von Anpassung an die Normen der Familie auszubrechen. Sie reagieren mit Verweigerung und häufig auch Wut auf die Bemühungen der Eltern, sie zum Essen zu bringen. Bedürfnisse nach Selbstständigkeit und Unabhängigkeit, welche vorher keinen Platz hatten, werden erstmalig auf dem Schauplatz der Kämpfe ums Essen ausgetragen.

In einigen Fällen schildern Betroffene im Nachhinein, dass die Magersucht für sie auch eine Flucht, einen Ausweg aus den eigenen Ansprüchen und denen der Umwelt darstellte. Die Erkrankung gab ihnen die Möglichkeit aus einer Schul- oder Sportkarriere auszusteigen, der sie sich trotz guter Leistungen nicht gewachsen fühlten.

## Beispiel

*Lara, 19 Jahre:* „Lange habe ich gar nicht wahrhaben wollen, dass ich an Magersucht leide. Als ich es dann endlich eingesehen habe, meinte ich, die Magersucht sei sozusagen ‚vom Himmel gefallen'. Zufällig hat sie mich getroffen, ich hatte keine Ahnung, warum es soweit gekommen war. Vorher war ja immer alles so gut gelaufen, ich war gut in der Schule, meine Eltern haben mich geliebt, außerdem war ich noch musikalisch und sportlich. Es hatte ja nichts in meinem Leben gegeben, womit ich unzufrieden war. Wahrscheinlich hat es mir gerade diese perfekte Fassade unmöglich gemacht, meine Schwierigkeiten zu sehen.

Erst nachdem ich drei Jahre lang erfolglose Therapien hinter mir hatte, wurde mir langsam klar, dass die Magersucht etwas mit mir selbst zu tun hat. Sie ist kein Fremdkörper, sie ist ein Teil von mir. Plötzlich wurde mir bewusst, dass ich mir selbst immer unglaublich hohe Maßstäbe gesetzt habe, die ich eigentlich nie erfüllen konnte. Hatte ich in der Schule eine gute Note, hätte sie noch besser sein können. War ich in einem Sportwettkampf Zweite geworden: warum nicht Erste? Ohne Leistung fühlte ich mich nichts wert.

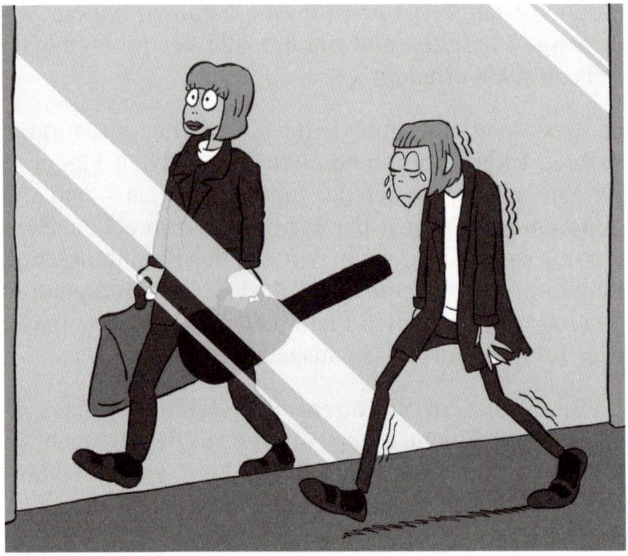

In der Magersucht war es dann genauso: ich wollte die Beste sein, die Dünnste, die am wenigsten essen muss. Ich habe mich mit den anderen Mädchen auf der Station verglichen. Ein Wettbewerb, wer am kränksten ist! Das war sehr hart für mich, das zu merken. Ich konnte die Schuld nicht mehr dem Schicksal geben oder den Eltern, die mich zum Essen zwingen wollen. Ich musste bei mir selbst anfangen, etwas zu ändern."

## Familiäre Faktoren

Wenn eine Jugendliche an einer Essstörung leidet, so stellt sich unweigerlich für die Eltern die Frage: Wie kommt es, dass gerade unsere Tochter magersüchtig ist? Was haben wir falsch gemacht? Häufig ist diese Frage mit großen Schuldgefühlen verbunden. Die Eltern suchen nach Ereignissen oder Fehlern in der Vergangenheit und zermartern sich mit Gedanken oder gegenseitigen Vorwürfen, ob die Magersucht durch diesen Umstand oder jenes Verhalten erzeugt worden ist.

Für die Therapeuten stellt sich immer wieder die Frage, welche Rolle die Familie in der Entstehung der Essstörungen bei jugendlichen Betroffenen spielt. In einigen Büchern werden so genannte typische „Magersuchtsfamilien“ beschrieben. Die Familien von Kindern und Jugendlichen mit Magersucht werden hier als äußerlich intakt und harmonisch geschildert. Werthaltung und Lebensstil sind leistungsorientiert, während Gefühle und Unsicherheiten weniger Platz haben. Häufig bestehen eher enge Familienbeziehungen mit überbehütendem oder überkontrollierendem Erziehungsverhalten besonders der Mutter, so dass die zunehmende Unabhängigkeit der erwachsen werdenden Jugendlichen erschwert wird. Konflikte werden eher selten ausgetragen, sondern aus einem besonders starken Harmoniebedürfnis heraus „unter den Tisch gewischt“.

Sicherlich können solche Beschreibungen in einigen Fällen zutreffend und auch hilfreich sein. Zunehmend hat sich jedoch in Wissenschaft und klinischer Praxis die Meinung durchgesetzt, dass es so etwas wie die „Magersuchtsfamilie“ oder die „bulimische Familie“ nicht gibt. Jede Familie ist anders und schematische Beschreibungen sind im Einzelfall häufig unzutreffend oder unzureichend. Ebenso gibt es viele Familien mit den beschriebenen Merkmalen, deren Kinder keine Essstörung entwickeln.

In der Forschung wurde nach spezifischen Merkmalen von Familien mit magersüchtigen und bulimischen Kindern gesucht. In den meisten dieser Untersuchungen konnten keine solchen besonderen Merkmale gefunden werden. Es konnte jedoch gezeigt werden, dass ein erhöhtes Risiko für die Entwicklung einer Essstörung bei Kindern und Jugendlichen besteht, wenn bereits die Mutter an einer Essstörung gelitten hat oder bei den Eltern eine Depression oder Suchtproblematik besteht.

Es muss auch mit berücksichtigt werden, dass die Beobachtungen von Therapeuten und die wissenschaftlichen Untersuchungen über die Familien zu einem Zeitpunkt gemacht werden, bei dem die Magersucht oder Bulimie bereits besteht. Es bleibt also unklar, ob die beobachteten familiären Beziehungsschwierigkeiten ursächlich in der Entstehung der Magersucht eine Rolle spielen, oder nicht vielmehr Folge der schweren Essstörung der Jugendlichen sind. Auch andere chronische Erkrankungen wie zum Beispiel die Zuckerkrankheit führen häufig zu überbehütendem Erziehungsverhalten der Eltern.

Auffälligkeiten in familiären Beziehungen sind häufig nicht Ursache, sondern Folge der Anorexie (Magersucht) der Jugendlichen.

Häufig führt die Ursachenforschung oder Suche nach den Schuldigen die Familie in eine Sackgasse. Hilfreicher ist es, den Blick nach vorne zu richten und sich zu fragen, welchen Beitrag die Familienmitglieder zur erfolgreichen Behandlung der Essstörung leisten können. Nicht selten ist durch die Sorge der Eltern und ihre Bemühungen, die Tochter zum Essen zu bewegen ein *Teufelskreis* entstanden, in dem sich diese immer mehr verweigert. Ohne es zu wollen werden die Eltern Teil eines Systems, welches die Krankheit aufrechterhält. Die Beziehungen und das Verhalten der Familienmitglieder sind geprägt durch die lange Auseinandersetzung mit der Krankheit der Tochter oder des Sohnes. Meistens besteht eine massive Verstrickung der Jugendlichen mit den Eltern und teilweise auch den Geschwistern in einem Kampf um das Essen. In einem Alter, in dem andere junge Menschen beginnen sich vom Elternhaus abzulösen, sind Patientinnen mit Anorexie nicht zuletzt auch als Folge ihrer Krankheit häufig noch sehr auf die Eltern bezogen. Bestrebungen zur Selbstbestimmung können Jugendliche mit Anorexie nicht selten nur darin zeigen, dass sie Essen verweigern. Je bedrohlicher der körperliche Zustand, desto größer die Ängste und Sorgen der Eltern und desto weniger können diese eine altersgemäße Unabhängigkeit zulassen. Sie versuchen das Essverhalten und das Gewicht zu kontrollieren, scheitern aber am immensen Widerstand ihres Kindes. Dieses verweigert sich umso mehr, je mehr Druck von Seiten der Familie aufgeübt wird.

Ein Ausbrechen aus diesem Teufelskreis ist dann zumeist nur mit fachlicher Hilfe und in einem langen Prozess möglich (siehe Kapitel 10 und Kapitel 13). Eltern geraten zumeist derart in Sorge, dass sie kaum noch Ruhe und Kraft haben, um ihre Hilfsangebote für die an Anorexie erkrankte Tochter sorgfältig abzuwägen. Unabhängig davon, wo nun die Henne und wo das Ei liegt, gilt es die Mechanismen in der Familie zu erkennen, die die Magersucht aufrechterhalten und einen konstruktiven Umgang mit den betroffenen Jugendlichen und ihrer Erkrankung zu finden. Hier liegt die Herausforderung für die Familienmitglieder und die Therapeuten.

## Beispiele

*Ursula, 15 Jahre:* „In der Familie hat sich alles nur noch ums Essen gedreht. Vor allem bei meiner Mutter kam es mir so vor, als wenn sie nur noch meine Magersucht sieht und gar nicht mehr mich als Mensch. Dabei hatte ich früher eine gute Beziehung zu ihr gehabt. Sie ließ mich kaum noch aus den Augen, versuchte mir in jeder Situation Essen aufzudrängen und konnte stundenlang mit mir über einen Löffel Joghurt streiten. Ich habe meinen Eltern nichts mehr von mir erzählt, auch als ich schon lange wusste, dass ich Hilfe brauchte. Ich dachte, sie würden alles gegen mich verwenden, um mich zu zwingen, wieder zuzunehmen. Ich habe sie immer als Einheit gegen mich gesehen, obwohl sie sich ständig darüber gestritten haben, ob und wie man mich nun zum Essen zwingen soll. Meine Schwestern haben da auch mitgemacht. Mit der Zeit wurden sie richtig aggressiv gegen mich, weil ich nicht gegessen habe. Ich glaube, keiner wusste wie man mir helfen könnte und am Schluss waren einfach alle nur wütend auf mich. Es war eine furchtbare Zeit zu Hause für uns alle."

Schuldzuweisungen innerhalb der Familie führen in eine Sackgasse. Hilfreicher ist es, gemeinsam Wege zu suchen, wie die Familienmitglieder die Tochter oder den Sohn in ihrem Kampf gegen die Anorexie unterstützen können.

*Lena F., Mutter, 45 Jahre:* „Als unsere Tochter magersüchtig wurde, geriet für uns alle die Welt aus den Fugen. Wenn ich heute an die schlimmste Zeit zurückdenke, kommt es mir fast vor wie ein böser Traum. Die Sorgen und Ängste um Maria haben meinen Alltag überschattet. Ich war nicht mehr ich selbst, nur noch damit beschäftigt, was ich falsch gemacht habe und wie ich sie zum Essen bringen kann. Dabei habe ich die verrücktesten Versuche unternommen, habe sie versucht zu zwingen, sie keinen Moment mehr aus dem Augen lassen können. Dann wieder dachte ich, ich muss sie schonen, kann ihr meinen Ärger und meine Ängste nicht zumuten und habe nur noch still vor mich hin gelitten, mich von ihr zurückgezogen. Das hat ihr natürlich auch nicht geholfen. Und dazu immer der Streit mit meinem Mann, der überzeugt war, dass wir einfach zu wenig streng mit ihr sind."

*Thomas F., Vater, 47 Jahre:* „Lange habe ich nicht wahrhaben wollen, was mit unserer Tochter passiert. Ich war beruflich sehr belastet und konnte diese Probleme nicht auch noch auf mich nehmen. Später habe ich nicht begriffen, dass es eine Krankheit ist. Natürlich habe ich gesehen, dass meine Frau am meisten darunter leidet, dass sie alles versucht, um Maria zu helfen. Aber ich konnte sie nicht unterstützen, hatte einfach nicht die Kraft dazu, habe mich in meiner Arbeitswelt verschanzt. Heute denke ich, dass es vor allem das schlechte Gewissen war, was mich zurückhielt. Ich wollte mich nicht mit meinen Fehlern auseinandersetzen, denn irgendwo war ich doch der Überzeugung, dass alles an uns liegen muss. Am Ende wollen die

Psychologen mir nur weismachen, dass ich mich zu wenig um sie gekümmert habe. Erst viel später habe ich begriffen, dass es nicht darum geht, den Schuldigen zu finden, sondern dass unsere Tochter uns braucht, um gesund zu werden.“

*Veronika B., Mutter, 50 Jahre:* „Das Schlimme an der Magersucht ist ja, dass alles so offensichtlich ist, dass man jeden Tag damit konfrontiert ist und nichts dagegen machen kann. Als unsere Lisa an Magersucht erkrankte drehte sich bei uns alles nur noch darum. Es war so schwierig für mich zu verstehen: Sie war so ein problemloses und fröhliches Kind gewesen. Ich konnte meine Tochter in diesem halbverhungerten verbissenen Wesen nicht mehr wieder erkennen. Bei mir kam mit der Zeit das Gefühl auf, sie macht es absichtlich, macht unsere Familie kaputt, unsere Familie, die mir alles bedeutet. Wenn ich ehrlich bin, war ich vor allem wahnsinnig wütend auf sie, aber das habe ich versucht zu verbergen.

Dann waren da noch die Reaktionen der Nachbarn, der Freunde, alle kamen mit guten Ratschlägen, aus denen ich immer wieder heraushörte, dass wir an allem schuld sind. Und die Blicke der Leute auf der Straße, wenn ich mit Lisa unterwegs war: grauenhaft! Es war wie Spießrutenlaufen. Es ist halt so: für die meisten sind die Eltern immer an allem schuld und genau das dachte ich natürlich im Grunde genommen auch selbst. Es ist so schwierig, sich mit der magersüchtigen Tochter auseinander zu setzen, ohne dass immer diese Schuldgefühle im Vordergrund stehen.“

## Biologische Faktoren

Bislang konnten keine biologischen Faktoren gefunden werden, die eindeutig Anorexie auslösen oder begünstigen. Viele biologische Veränderungen, wie beispielsweise die Hormonstörung, die man bei anorektischen Patientinnen nachweisen kann, sind nicht Ursache sondern Folge des Hungerzustandes.

Immer wieder wird diskutiert, ob Anorexie und Bulimie erblich mitbedingt sind, d. h. ob es ein genetisches Risiko für die Entwicklung einer schweren Essstörung gibt. Eine der wenigen wissenschaftlichen Untersuchungen mit eineiigen Zwillingen zeigte eine Wahrscheinlichkeit von über 60%, dass die Zwillingsschwester einer anorektischen Patientin ebenfalls an Anorexie erkrankt, bei zweieiigen Zwillingsgeschwistern von Magersüchtigen war die Wahrscheinlichkeit hingegen nicht größer als in der Normalbevölkerung. Aus dieser Studie wurde geschlossen, dass die Vererbung eine große Rolle bei der Entstehung einer Magersucht spielt. In einer anderen Studie dagegen war die Wahrscheinlichkeit, dass bei eineiigen Zwillingsgeschwistern beide magersüchtig werden nicht größer als bei zweieiigen. Es muss auch berücksichtigt werden, dass eineiige Zwillingsgeschwister in derselben Umgebung aufwachsen und auf Grund ihrer äußeren Ähnlichkeit auch sehr ähnlichen Umweltbedingungen ausgesetzt sind. Die Frage, in welchem Ausmaß erbliche Faktoren in der Entstehung der Anorexie eine Rolle spielen, lässt sich also heute noch nicht abschließend beantworten.

Ein wichtiger biologischer Faktor, welcher häufig zu den auslösenden Bedingungen der Anorexie gehört, ist die *Pubertätsentwicklung*. Magersucht tritt am häufigsten bei Mädchen auf, die sich am Anfang oder mitten in der körperlichen Entwicklung der Pubertät befinden. Die Zeit der körperlichen Veränderung macht sie besonders anfällig für die Entwicklung von Essstörungen. In der normalen weiblichen Entwicklung nimmt der Fettanteil am Körpergewicht im Zeitraum von wenigen Jahren um 40% zu. Das bedeutet, dass sich die jungen Mädchen an die entstehenden weibliche Rundungen an Bauch, Brüsten, Gesäß und Oberschenkeln gewöhnen müssen. Vielen fällt es schwer, diese Veränderungen zu akzeptieren und sie versuchen, diese mittels Diäten aufzuhalten. Da in dieser Phase der körperlichen Reifung das Körpergewicht weniger stabil ist als in anderen Lebensabschnitten, können die Diätversuche bei einigen dieser Mädchen leicht in eine Essstörung umschlagen.

## Gesellschaftliche Faktoren

Magersucht ist eine Erkrankung, die bereits im Mittelalter bekannt war. Einzelne Frauen und auch Männer hungerten vornehmlich aus religiösen Gründen in übermäßiger Askese. In unserer modernen westlichen Gesellschaft veränderte sich die Ausprägung der Anorexie, so dass bei den meisten Patientinnen heutzutage der übersteigerte Wunsch nach einem schlanken Körper, gesunder Ernährung und die Angst vor Gewichtszunahme im Vordergrund stehen.

Der Schlankheitsdruck in unserer Gesellschaft ist hoch. Gerade junge Frauen streben häufig dem Schönheitsideal nach, welches durch die Medien allgegenwärtig vermittelt wird: makellos schön und schlank werden die Vorbilder der Jugendlichen aus der Musik- und Modewelt präsentiert. Im

Vergleich mit ihnen fühlen sich die jungen Mädchen und zunehmend auch männliche Jugendliche unzulänglich und plump. Rund die Hälfte der eigentlich normalgewichtigen weiblichen Jugendlichen empfindet sich als zu dick.

Gleichzeitig nimmt durch zunehmende Fehlernährung das Problem des Übergewichts auch schon bei Jugendlichen zu. Für immer mehr junge Menschen klafft also das eigene Körperbild mit dem angestrebten Ideal eines sehr schlanken Körpers auseinander. Die Folge sind Unsicherheit, Selbstzweifel und nicht selten Ablehnung des eigenen Körpers. Aus diesem Grunde nimmt auch das Diätverhalten bei immer jüngeren Frauen und Mädchen stetig zu. Einseitige Diäten mit starker Einschränkung der Nahrungsmenge können als Auslöser für eine Magersucht oder auch Bulimie wirken. Praktisch jede Magersucht und jede zweite Bulimie hat mit einer Diät begonnen!

Ein weiteres Merkmal unserer modernen westlichen Gesellschaft ist das Streben nach Gesundheit mit Hilfe von gesunder Ernährung. In den Medien wird der Frage nach den Inhaltsstoffen von Nahrungsmitteln immer mehr Aufmerksamkeit geschenkt. Je nach Trend gelten verschiedene Nahrungsmittel als schlecht. Bis in die achtziger Jahre wurde Zucker und in den letzten Jahren die zu fettreiche Nahrung als Hauptursache für Übergewicht angeprangert. Bei vielen Menschen entstand so der Eindruck, dass Fett als solches ungesund ist und vermieden werden sollte. Viele junge Frauen unterwerfen sich sehr unausgewogenen und strikten Diäten mit unzureichender Kalorienzufuhr. Gesunde Ernährung bedeutet aber nicht eine Vermeidung von „ungesunden“ Stoffen, sondern eine ausgewogene Balance von Nahrungsmitteln, wobei der Fettanteil zwischen 30 und 50% liegen kann. Durch die übermäßige Beschäftigung mit so genannten „gesunden, schlankmachenden, fettfreien“ Nahrungsmitteln, die häufig als so genannte Light-Produkte auf dem Markt sind, entstehen zwanghafte Ängste und ein übertrieben kontrolliertes Essverhalten, was dann die Entwicklung einer Anorexie oder auch Bulimie begünstigen kann.

Gesundheit und Schlankheit werden in unserer Gesellschaft auch mit Sportlichkeit in Verbindung gebracht. Auch hier kann von einem eigentlichen „Körperkult“ gesprochen werden. Junge Menschen setzen zunehmend sogar Hormone zum Muskelaufbau ein und gefährden hiermit sowie durch teilweise übermäßiges Training ihre Gesundheit. Exzessives Betreiben von Sport (z. B. tägliches stundenlanges Joggen) kann die Entwicklung einer Essstörung begünstigen und wird durch den typischen Bewegungsdrang bei Magersucht in einem Teufelskreis wiederum verstärkt. Der Gesundheitskult hat sich durch Abbau der körperlichen Reserven ins Gegenteil verkehrt.

Schlankheitsdruck, Gesundheits- und Körperkult unserer modernen westlichen Gesellschaft können gleichsam als „Nährboden" für die Ausbildung von Essstörungen betrachtet werden.

## Beispiele

*Lara, 19 Jahre:* „Ich habe mich nie viel mit Mode beschäftigt. Ich hatte ja nicht das Aussehen und die Figur, um mich mit Models vergleichen zu können. Samstags zum Kleiderkaufen in der Stadt, das war für mich wie Spießrutenlaufen. All die engen Hosen und T-Shirts, die bei den Schaufensterpuppen so gut aussahen und in die ich nicht hineinpasste! Es gab keine einzige Hose in meiner Breite, die mir nicht viel zu lang war. Am liebsten wäre ich im Boden versunken. Dass ich da nicht die einzige war, das habe ich erst viel später gemerkt."

*Patricia, 15 Jahre:* „Schon mit 10 Jahren wollte ich Popstar werden. Ich habe immer MTV geschaut und versucht, die Tanzvideos nachzuspielen. Als ich dann älter wurde und plötzlich zugenommen habe, bin ich andauernd vor dem Spiegel gestanden und habe mir beim Tanzen auf den Bauch und auf die Oberschenkel geschaut. Dann habe ich versucht, mich so hin-

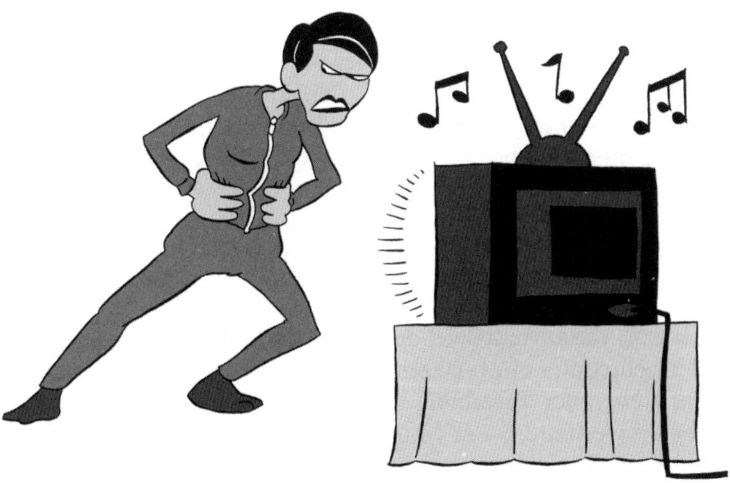

zustellen und zu bewegen, dass man die Wölbungen nicht sieht. Ich wollte unbedingt so aussehen, wie die Mädchen auf den Videos, die waren alle flach und straff. Ich fühlte mich unförmig und wabbelig und so habe ich dann mit der ersten Diät angefangen, da war ich erst zwölf."

## Vorbilder in der unmittelbaren Umgebung

Ist Magersucht ansteckend? Wie kann man der *„Schlankheitskonkurrenz" in Mädchencliquen* begegnen? Welchen Einfluss haben Freundinnen und Freunde auf die Entwicklung einer Essstörung? Mit diesen Fragen beschäftigen sich Eltern und Pädagogen von jungen Menschen, die an einer Anorexie oder Bulimie leiden.

Für Jugendliche sind die Beziehungen zu den Gleichaltrigen in Schule und Freizeit von großer Bedeutung. Sie orientieren sich in Werthaltungen und Zielen sowie im Verhalten zunehmend an dieser so genannten Peergruppe. Demnach spielt auch der Vergleich in Bezug auf Aussehen, Figur und Essverhalten eine wichtige Rolle. Gelingt es einer der jungen Frauen durch eine Diät ihr Gewicht zu reduzieren, fühlen sich die anderen angespornt, es ihr gleich zu tun. In einigen Gruppen können Gespräche über Kalorien, Fett und Gewichtsprobleme überhand nehmen. Gelegentlich treten in Schulklassen oder Mädchencliquen gehäuft Essstörungen auf, wobei die Mädchen mit den Symptomen der Gleichaltrigen zu wetteifern scheinen. Insbesondere das willentliche Erbrechen zur Gewichtsabnahme wird von anderen Jugendlichen nicht selten nachgeahmt. In diesem Sinne könnte tatsächlich davon gesprochen werden, dass Essstörungen „ansteckend" sind. Es muss aber berücksichtigt werden, dass auch in diesen Gruppen nur ein kleiner Teil der jungen Frauen tatsächlich eine Magersucht entwickelt. Damit ein Mädchen anfällig für eine „Ansteckung" wird, muss die oben beschriebene Vielzahl verschiedener Faktoren zusammenwirken. Rechtzeitige Aufklärung über gesundes Essverhalten, insbesondere Informationen über die Gefahren von einseitigen Diäten, kann vorbeugend gegen die Ausbreitung von Essstörungen in Mädchengruppen wirken.

Es ist bekannt, dass Mädchen, deren Mütter an einer Essstörung litten oder leiden, ebenfalls ein höheres Risiko haben, an einer Essstörung zu erkranken. Neben der Vererbung kann hier auch die Vorbildfunktion des auffälligen Essverhaltens der Mutter eine Rolle spielen. Ebenso gibt es Familien, wo sich Schwestern gegenseitig mit einer Anorexie „anstecken“. Auch hier bleibt unklar, welche Rolle dabei die Vorbildfunktion, eine gewisse „Schlankheitskonkurrenz“ oder aber genetische Faktoren spielen.

### Beispiel

*Sofia, 17 Jahre:* „In unserer Klasse gab es eine Zeit lang unter den Mädchen nur ein Thema: Diäten. Alle beschäftigten sich mit dem Abnehmen, alle fanden sich zu dick, auch die, die extrem schlank waren. Ich habe die beliebten Mädchen bewundert, das waren genau die Schlanksten in der Klasse. So wollte ich sein, genau so. Und wenn die schon Diäten machten, dann musste ich erst recht wenig essen. Irgendwann habe ich dann plötzlich gemerkt, dass ich es doch schaffen kann, ich habe meinen Hunger einfach mit Wassertrinken betäubt. Nachdem ich einige Kilogramm abgenommen hatte merkte ich, wie die anderen neidisch wurden, das spornte mich noch mehr an. Ich erhielt viele Komplimente. Ich war dann die einzige der Klasse, die richtig abgenommen hat, das machte mich sehr stolz, ich fühlte mich den anderen überlegen. Dann war ich aber auch die einzige, die magersüchtig wurde.“

## Lebensgeschichtliche Ereignisse

Eine Magersucht entsteht oft in den Augen der betroffenen Jugendlichen und ihrer Familien wie „aus heiterem Himmel“. Meist können keine besonderen Ereignisse gefunden werden, die die Anorexie ausgelöst haben könnten. In einzelnen Fällen kann ein besonders belastendes Erlebnis (beispielsweise die Scheidung der Eltern oder die Trennung von einem Freund) dazu beitragen, dass eine Jugendliche magersüchtig wird. Wissenschaftliche Untersuchungen haben zudem gezeigt, dass von weiblichen Jugendlichen und jungen Frauen mit Essstörungen ein vergleichsweise hoher Anteil einen sexuellen Missbrauch in Kindheit oder Jugend erlebt hat. Derartige traumatische Erfahrungen scheinen die Wahrscheinlichkeit für den Ausbruch einer Essstörung zu erhöhen. Selbstverständlich kann nicht der Umkehrschluss gezogen werden, dass bei Mädchen mit Magersucht ein sexueller Missbrauch stattgefunden haben muss, da dies bei einer Mehrzahl nicht der Fall ist.

## Körperliche und psychische Folgen der Unterernährung

Wie in Kapitel 5 beschrieben, führt der Hungerszustand bei Anorexie zu Depressionen, Konzentrationsschwäche, sozialem Rückzug sowie verminderter Widerstandskraft und psychischer Belastbarkeit. Hierdurch wird das Selbstwertgefühl weiter beeinträchtigt und die familiären Beziehungen immer stärker belastet, so dass die oben beschriebenen psychologischen und familiären Faktoren noch stärker wirken. In diesem Sinne sind die Symptome der Magersucht gleichzeitig als ursächliche Faktoren für eine weitere Verschlimmerung der Erkrankung zu werten. Der Abwärtstrend der Gewichtsspirale wird durch die körperlichen Folgen des Hungers weiter verstärkt.

Junge Menschen mit *Anorexie* schildern in der Behandlung häufig, dass sie nicht mehr essen können, selbst wenn sie es sich vornehmen. Kaum haben sie nur geringe Mengen an Nahrung zu sich genommen, leiden sie unter einem Völlegefühl und Blähungen; wenn sie sich zum Essen zwingen, empfinden sie einen Brechreiz. Häufig wird dies von den Eltern als „Ausrede“ interpretiert, da sie es für unmöglich halten, dass man sich durch so geringe Mengen von Nahrung bereits „voll“ fühlen kann. Es ist daher wichtig, die körperlichen Hintergründe dieser Problematik zu erkennen, da sich die Jugendlichen mit Anorexie sonst häufig unverstanden fühlen und noch mehr verweigern.

Durch die über lange Zeit reduzierte Nahrungsmenge hat sich die *Magenentleerung verzögert und die Verdauung verlangsamt*. Durch einen schrittweisen Aufbau der Ernährung kann der Magen sich wieder an größere Mengen „gewöhnen“ und die Verdauung normalisiert sich. Bei der *Bulimie* wird umgekehrt durch die häufigen Essattacken der *Magen größer* und die Betroffenen spüren auch nach großen Mengen Nahrung praktisch *kein Sättigungsgefühl;* hierdurch werden in einem Teufelskreislauf wieder neue Essanfälle begünstigt.

Im Folgenden sind die beschriebenen ursächlichen Zusammenhänge nochmals stichwortartig zusammengestellt, wobei sie in *begünstigende, auslösende und aufrechterhaltende Bedingungen* für die Ausbildung einer Essstörung eingeteilt werden. Die Übergänge sind jedoch fließend. So können zum Beispiel familiäre Beziehungsmuster sowohl bei der Entstehung als auch bei der Aufrechterhaltung der Anorexie eine Rolle spielen.

**Ursächliche Zusammenhänge für die Anorexie:**

*1. Begünstigende Bedingungen*

- Psychologische Faktoren: niedriges Selbstwertgefühl, Perfektionismus und Selbstkontrolle.
- Familiäre Faktoren, z. B. Essstörung bei einem anderen Familienmitglied.
- Biologische Faktoren: genetisches Risiko (?).
- Gesellschaftliche Faktoren: Schlankheitsdruck, Gesundheitskult.

*2. Auslösende Bedingungen*

- Pubertätsentwicklung.
- Vorbilder in der unmittelbaren Umgebung (Familie, Gleichaltrige).
- Lebensgeschichtliche Ereignisse.

*3. Aufrechterhaltende Bedingungen*

- Körperliche und psychische Folgen der Unterernährung.
- Ungünstige Reaktionen der Familie und des weiteren Umfeldes auf die Anorexie.

## 8 Welche anderen Störungen müssen ausgeschlossen werden?

Wenn normalgewichtige Kinder oder Jugendliche an Gewicht verlieren oder häufig erbrechen, so ist in jedem Falle eine Abklärung geboten. Es empfiehlt sich zunächst der Gang zum Haus- oder Kinderarzt, welcher in einer ersten Untersuchung körperliche Ursachen des Gewichtsverlustes oder des Erbrechens ausschließen wird. Eine Reihe von *körperlichen Erkrankungen* können in einzelnen Fällen dazu führen, dass ein junger Mensch abnimmt. Hierzu gehören unter anderem Tumorerkrankungen, Tuberkulose oder Stoffwechselerkrankungen, welche jedoch neben dem Gewichtsverlust in aller Regel weitere Symptome zur Folge haben und somit selten mit Anorexie (Magersucht) verwechselt werden.

Findet der Arzt oder die Ärztin keine körperliche Ursache, so sollte eine Überweisung zu einer psychiatrischen oder psychologischen Fachperson erfolgen. In einer genauen Befragung und psychiatrischen Untersuchung kann festgestellt werden, ob tatsächlich eine Essstörung wie Anorexie oder Bulimie vorliegt, oder ob allenfalls eine andere psychiatrische Erkrankung zu Grunde liegt, wie zum Beispiel eine *Depression.* Depressive Menschen leiden unter Antriebsmangel, Freudlosigkeit und Energieverlust, aber häufig auch unter Appetit- und Schlafstörungen. Im Rahmen einer depressiven Erkrankung kann also durchaus auch ein bedeutsamer Gewichtsverlust erfolgen, ohne dass eine Essstörung vorliegt. In der psychiatrischen Untersuchung kann durch gezielte Befragung und Testung festgestellt werden, ob eine Anorexie oder eine Depression als Grundstörung im Vordergrund steht. Besonders schwierig ist diese Unterscheidung in den nicht ganz seltenen Fällen, in denen sich beide Krankheitsbilder überlagern, d.h. eine Person an beiden Erkrankungen leidet.

Ebenfalls muss in der psychiatrischen Untersuchung ausgeschlossen werden, ob dem Gewichtsverlust eine *Zwangserkrankung* zu Grunde liegt. Menschen mit einer Zwangserkrankung müssen immer wieder gegen den eigenen Willen bestimmte störende Gedanken denken oder bestimmte Handlungen durchführen. Sie müssen sich zum Beispiel unzählige Male am Tag die Hände waschen, weil sie sich sonst schmutzig oder verseucht fühlen. In einzelnen Fällen, in denen diese störenden Gedanken oder Handlungen sich auf das Essen beziehen, kann die Nahrungsaufnahme erschwert sein. In der Regel zeigt sich die Zwangserkrankung dann aber auch noch in anderen, nicht auf das Essen bezogenen Bereichen. Die genaue Unterscheidung zwischen Essstörung und Zwangserkrankung wird durch die Tatsache erschwert, dass die Gedanken über Kalorien, Fett und Figur natürlich auch einen zwanghaften Charakter haben. Die Diagnose sollte daher in jedem Fall durch eine spezialisierte Fachperson erfolgen.

# 9 Wie verläuft die weitere Entwicklung?

Anorexie (Magersucht) ist eine sehr ernstzunehmende Erkrankung. Wie in Kapitel 5 beschrieben, gibt es eine Reihe von körperlichen Folgeschäden, von denen einige, insbesondere der Knochenabbau, auch nach behandelter und überwundener Magersucht bestehen bleiben können.

Der weitere Verlauf einer Anorexie kann sehr unterschiedlich sein. Untersuchungen mit von Anorexie Betroffenen über einen längeren Zeitraum hinweg haben gezeigt, dass die Magersucht in knapp der Hälfte der Fälle ausheilt. In knapp einem Drittel kann die Patientin die Erkrankung nur teilweise überwinden, d.h. es bleiben einige Symptome bestehen wie z.B. phasenweises Erbrechen, Fixierung auf Körpergewicht und Ernährung oder ein auffällig kontrolliertes Essverhalten, ohne dass Gefahr für Leib und Leben vorliegt. Diese Menschen lernen gewissermaßen, mit den Restsymptomen der Essstörung zu leben.

Bei den verbleibenden zwanzig Prozent der Menschen mit Anorexie gelingt der Heilungsprozess nicht, die Krankheit verläuft chronisch, was schwere gesundheitliche Schäden und meist soziale Isolation zur Folge hat. Partnerschaft und Familiengründung sind diesen Frauen im Erwachsenenalter oft nicht möglich. Leider kann eine chronische Anorexie sogar zum Tod führen. Etwa 5 bis 6% der Patienten mit Anorexie sterben an den Folgen ihrer Essstörung. Damit ist die Magersucht unter den chronischen Erkrankungen, die im Jugendalter beginnen können, diejenige mit der höchsten Todesrate.

Der Verlauf bei Betroffenen, die bereits im Jugendalter an Anorexie erkranken, ist häufig besser als bei späterem Beginn der Essstörung. Besonders günstig wirkt sich ein früher Behandlungsbeginn aus. Je früher eine Magersucht als solche erkannt und behandelt wird, desto besser sind nachgewiesenermaßen die Heilungschancen. Die rechtzeitige Beanspruchung von fachlicher Hilfe ist also von großer Bedeutung.

| **Verlauf bei Anorexie:** |
|---|
| – Die Hälfte der Fälle heilt aus. |
| – Ein Drittel der Fälle kann teilweise geheilt werden. |
| – Ein Fünftel der Fälle bleibt chronisch krank. |

Betroffene, die bereits seit Jahren an einer Essstörung leiden, verlieren oft die Hoffnung und fragen sich, ob es nach so langer Zeit und so vielen erfolglosen Behandlungsversuchen noch möglich ist, wieder gesund zu werden. Es kann nicht genug betont werden, dass eine Besserung oder Heilung der Anorexie oder Bulimie auch nach jahrelanger Erkrankung nicht ausgeschlossen werden kann. Sicherlich wird es nach so langer Zeit immer schwieriger, die bereits verfestigten Muster des gestörten Essverhaltens aufzugeben. Immer wieder sehen wir Beispiele von Betroffenen, die bereits im frühen Jugendalter magersüchtig oder bulimisch wurden und bei denen jahrelang sämtliche ambulante oder stationäre Behandlungsversuche erfolglos blieben.

Mit zunehmender Reife und Krankheitseinsicht nehmen jedoch einige als junge Erwachsene nochmals einen Anlauf, sich auf eine Therapie wirklich einzulassen und es gelingt ihnen, ihre Krankheit zu besiegen. Unserer Ansicht nach gibt es keine grundsätzlich aussichtlosen Fälle – wohl aber gibt es junge Menschen mit einer Essstörung, welche sich in einer bestimmten Entwicklungsphase noch nicht ausreichend auf einen therapeutischen Prozess einlassen können, so dass sie mehrere Anläufe nehmen müssen.

Eine schwere Anorexie kann auch nach langer Krankheitsdauer grundsätzlich noch heilen!

# 10 Wie wird Anorexie (Magersucht) behandelt?

Bevor mit der Behandlung der Anorexie begonnen wird, sollte eine sorgfältige *Diagnosestellung* erfolgen. In erster Linie müssen andere körperliche und psychische Erkrankungen ausgeschlossen werden (siehe Kapitel 8). Bereits in dieser ersten Phase ist eine sorgfältige körperliche und psychiatrische Untersuchung unabdingbar. Hieraus folgt, dass eine Zusammenarbeit von Fachleuten aus verschiedenen Fachgebieten (Körperliche Medizin und Psychiatrie/Psychologie) erforderlich ist.

Ist die Diagnose einer Anorexie von einer spezialisierten Fachperson gestellt worden, ergeben sich je nach Schweregrad verschiedene Möglichkeiten der Behandlung: die ambulante, die stationäre oder – wo vorhanden – die tagesklinische Behandlung.

## Ambulante Behandlung

Wenn die Anorexie bei Behandlungsbeginn noch nicht allzu weit fortgeschritten ist, kann eine ambulante Behandlung erwogen werden. Der Hauptvorteil ist, dass die Betroffenen in der Familie und in ihrer schulischen Umgebung bleiben können. Die Beziehungen zu den Familienmitgliedern und eventuell auch zu Gleichaltrigen können so als positiver Faktor im Heilungsprozess mitwirken.

In einem ersten Schritt sollten der Patientin, den Eltern und je nach Alter auch den Geschwistern *Informationen* über die Anorexie als Krankheit gegeben werden. Hier werden Vorurteile und Schuldgefühle abgebaut, und es entsteht ein vertieftes Verständnis für das Erscheinungsbild und die Hintergründe der Magersucht und damit auch für die Patientin selbst. Oft tritt bereits eine gewisse Entspannung in den familiären Beziehungen ein, indem klar wird, dass die Patientin die Störung nicht einfach aus freiem Willen überwinden kann. Häufig sind diese Informationen auch wichtig, damit der Ernst der Lage überhaupt erkannt wird und die Motivation für eine Therapie aufgebaut werden kann.

Die eigentliche ambulante Behandlung von Kindern und Jugendlichen mit Anorexie ist aus mehreren *Bausteinen* zusammengesetzt: Einzelpsychotherapie, Ernährungsberatung, Elternberatung oder Familientherapie sowie medizinische Kontrollen und falls möglich auch Gruppentherapien werden je nach Alter der Patientin in unterschiedlicher Intensität erforderlich sein.

Erstes Ziel der Behandlung muss das Erreichen eines für Alter und Größe angemessenen Körpergewichtes sein. Zumeist wird in einem *Behandlungsvertrag* zu Beginn der Behandlung das *Zielgewicht* festgelegt, wobei dieses möglichst mit der Patientin und ihrer Familie gemeinsam ausgehandelt werden sollte. Ebenso wird vereinbart, in welchen Schritten und innerhalb welchen Zeitraumes dieses Ziel erreicht werden sollte. Zeigt die ambulante Behandlung keinen Erfolg, d.h. tritt ein weiterer Gewichtsverlust ein, oder gelingt es der Patientin nicht, an Gewicht zuzunehmen, so besteht die Gefahr einer Chronifizierung der Anorexie. In diesem Falle sollte unbedingt eine stationäre Behandlung ins Auge gefasst werden, da diese erweiterte und intensivere Therapiemöglichkeiten bietet.

In der *Einzelpsychotherapie* wird eine therapeutische Vertrauensbeziehung angestrebt, welche der Patientin ermöglicht, die Hintergründe der Essstörung zu beleuchten. Daneben werden sämtliche Lebensthemen wie Beziehungen zu Gleichaltrigen, Schule, Freizeit und Familie angesprochen. Die Jugendliche wird als Mensch und mit ihren Umweltbezügen wahrgenommen, nicht nur als magersüchtige Patientin. Es gibt verschiedene Formen von Einzelpsychotherapie, beispielsweise die Verhaltenstherapie, die Gesprächstherapie oder die psychoanalytische Therapie. Bei Erwachsenen konnte gezeigt werden, dass die kognitive Verhaltenstherapie bei der Anorexie gewisse Erfolge aufweisen kann, für Kinder und Jugendliche liegen hier noch wenig Erfahrungen vor.

In der *kognitiven Therapie* wird vor allem an den verzerrten Gedanken und Gefühlen gearbeitet, die Menschen mit Anorexie bezüglich Ernährung, Körperbild, aber auch allgemeinem Selbstbild haben. Ziel ist es, das typische Schwarz-Weiß-Denken von Magersüchtigen zu verändern, z.B. bezüglich ihrer eigenen Person und der Bewertung von Fehlern. Gedanken wie „wenn ich ein Kilo zunehme, bin ich unattraktiv und nichts wert“, oder „wenn ich einen Fehler mache, habe ich total versagt und muss mich dafür selbst bestrafen", müssen erkannt und in kleinen Schritten verändert werden. Die meisten Magersüchtigen teilen die Nahrung für sich selbst in „erlaubte" (nicht fetthaltige, kalorienarme) und „verbotene" (vermeintlich dickmachende, fett- und kalorienreiche) Nahrungsmittel ein, wobei die Liste der „verbotenen" Nahrungsmittel weitaus umfangreicher ist als die der „erlaubten". In der Einzeltherapie muss an der oft panischen Angst vor den „verbotenen" Nahrungsmitteln gearbeitet werden, so dass die Betroffenen den Mut finden, diese nach und nach in ihre Ernährung einzuführen und so ihr Nahrungsspektrum wieder zu normalisieren.

Unabhängig von der therapeutischen Methode ist in jedem Fall der Aufbau eines Selbstwertgefühls, das nicht vom Körpergewicht abhängig ist, von großer Bedeutung. Es gibt verschiedene Methoden, um an den verzerrten Gedanken und Gefühlen zu arbeiten, die mit der Magersucht einhergehen. Eine Jugendliche ist beispielsweise der Überzeugung, dass sie nur geliebt wird, wenn sie perfekte Leistungen erbringt und überträgt dies auch auf ihre Magersucht. Sie fühlt sich vermeintlich perfekt, wenn sie ihren Hunger besiegen kann und kaum etwas essen muss. Es gilt für sie, diesen Mechanismus zunächst einmal zu erkennen und dann den Mut zu finden, daraus auszubrechen. Vielleicht kann sie neben dem Aufbau der Ernährung lernen, sich so zu akzeptieren wie sie ist, Fehler zuzulassen und sich selbst als nicht perfekt und gleichzeitig liebenswert zu sehen. Die Jugendliche wird so unterstützt und motiviert, sich in kleinen Schritten aus der Welt ihrer Essstörung zu befreien.

Die meisten Menschen mit Anorexie befassen sich sehr genau mit den Inhaltsstoffen verschiedener Nahrungsmittel. Insbesondere über Fettanteil und Kalorien sind sie häufig bestens orientiert. Einige sind deshalb der Meinung, dass sie eine Beratung über ihre Ernährung nicht benötigen. Die *Ernährungsberatung* ist jedoch ein wichtiger Teil der ambulanten Behandlung. Hier kann die Patientin erfahren, wie eine gesunde Ernährung zusammengesetzt sein sollte. Sie erfährt beispielsweise, dass bestimmte Nahrungsanteile wie Fett nicht an und für sich ungesund sind, sondern in bestimmten Mengen zur Nahrung dazugehören.

Besonders wichtig ist die Unterstützung durch die Ernährungsberaterin beim Nahrungsaufbau. Viele Jugendliche mit Anorexie haben panische Angst explosionsartig zuzunehmen, falls sie nur kleinste Mengen zusätzlich essen würden. Sie fühlen sich völlig verunsichert, was sie überhaupt noch essen können. In der Ernährungsberatung kann dann ein Plan aufgestellt werden, wie die Nahrung langsam und schrittweise aufgebaut werden kann, ohne dass die Gefahr einer rasanten Gewichtszunahme besteht. Die jungen Patientinnen berichten immer wieder, dass es ihnen Sicherheit gibt, mit der Ernährungsberaterin gemeinsam einen solchen Plan zu erarbeiten, an den sie sich halten können.

In der *Familienberatung* oder *Familientherapie* wird in einem ersten Schritt versucht, den Teufelskreis zwischen Sorge und Bemühungen der Eltern und zunehmender Verweigerung der Jugendlichen beim Essen zu durchbrechen. Hierbei gibt es leider keine Patentrezepte, die in allen Familien funktionieren. Gemeinsam müssen Eltern und Jugendliche herausfinden, welche neuen Beziehungsmuster zur Heilung beitragen können. Je nach Problemstellung und Motivation der beteiligten Familienmitglieder kann an einer grundsätzlichen Verbesserung der Familienbeziehungen gearbeitet werden, Konflikte können besprochen und neue Lösungswege gesucht werden. Schuldgefühle, die unweigerlich auftauchen, sollten besprochen werden.

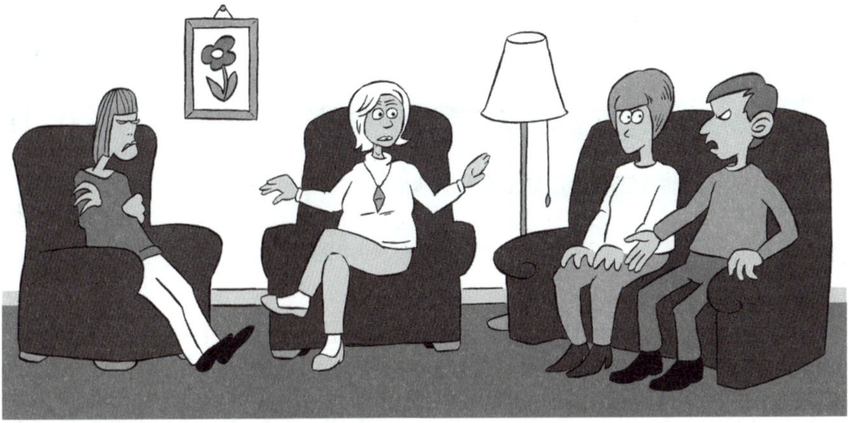

Bei Kindern und Jugendlichen mit Anorexie ist der Einbezug der Familie in die Behandlung unerlässlich und zwar nicht nur dann, wenn die Beteiligten die familiären Beziehungen als ursächlich für die Essstörung sehen. Eine Aufklärung der Eltern und die gemeinsame Suche nach positiven Veränderungen in den Familienbeziehungen, die die Tochter oder den Sohn in ihrem Kampf gegen die Magersucht unterstützen können, ist in jedem Falle hilfreich. Wissenschaftliche Untersuchungen haben gezeigt, dass insbesondere bei Jugendlichen mit Magersucht die Familientherapie bessere Erfolge zeigt als die Einzelpsychotherapie. Je jünger die Betroffenen sind, desto mehr liegt das Schwergewicht der Behandlung in Familiengesprächen, während bei jungen Erwachsenen mit Anorexie die Einzelpsychotherapie einen größeren Stellenwert einnimmt.

Für Jugendliche und Erwachsene mit Essstörungen werden teilweise auch *Gruppentherapien* angeboten. Diese können einen wichtigen Teil zur Behandlung beitragen. Die Jugendlichen berichten häufig im Anschluss an eine Gruppentherapie, wie sie von den Denkanstößen und der Unterstützung durch die anderen Gruppenmitglieder profitieren konnten. Viele erleben es als Wohltat, dass sie mit dem Problem der Anorexie nicht alleine dastehen. In einer gelungenen Gruppe entsteht eine Solidarität unter den Gruppenmitgliedern. Sie tauschen aus, welche hilfreichen Schritte sie unternehmen konnten, um ihre Essstörung zu überwinden und lernen so voneinander.

Leider gibt es noch bei weitem kein flächendeckendes Gruppentherapieangebot für Jugendliche mit Essstörungen, so dass diese Art von Behandlung nicht für alle Betroffenen zugänglich ist.

Regelmäßige *medizinische Kontrollen* sind Voraussetzung für eine ambulante Behandlung bei Anorexie. Die vielfältigen körperlichen Störungen, welche durch den Hungerzustand im Rahmen der Magersucht auftreten können, sollten rechtzeitig erkannt und behandelt werden. Meist wird in einer Absprache zwischen Psychotherapeut und behandelndem Arzt je nach Schweregrad der Anorexie vereinbart, in welchem Rhythmus *Gewichtskontrollen* und körperliche Untersuchungen inklusive Blutuntersuchungen stattfinden.

Immer wieder wird die Frage nach dem Stellenwert der *medikamentösen Behandlung* von jungen Menschen mit Anorexie gestellt. Die wenigen wissenschaftlichen Untersuchungen zu diesem Thema wurden ausschließlich bei Erwachsenen durchgeführt, weshalb sich die Ergebnisse nicht ohne weiteres auf Kinder und Jugendliche übertragen lassen. Zusammenfassend lässt sich sagen, dass bis heute noch kein Medikament gefunden wurde, das in der Anorexiebehandlung eindeutig gute Erfolge zeigt.

Bei einigen Patientinnen mit Anorexie, insbesondere wenn eine zusätzliche, nicht nur durch den Hungerzustand bedingte Depression vorliegt, kann die Gabe von *antidepressiven Medikamenten* aus der Gruppe der *Serotonin-Wiederaufnahmehemmer (SSRI)* erwogen werden. Einige wenige Untersuchungen konnten auch einen gewissen positiven Effekt dieser Medikamente auf die Gewichtsstabilisierung bei Menschen zeigen, die durch eine erfolgreiche Therapie bereits an Gewicht zugenommen hatten. Auf jeden Fall sollte eine medikamentöse Behandlung bei Anorexie nur begleitend zu einer Psychotherapie erfolgen.

In Einzelfällen, welche auf ambulante und stationäre Behandlungangebote nicht angesprochen haben, oder bei denen noch weitere psychiatrische Störungen bestehen, können nach fachärztlicher Verordnung auch stärkere Psychopharmaka wie *Neuroleptika* zum Einsatz kommen.

Kann der durch die Unterernährung verursachte Knochenabbau durch Medikamente gestoppt werden? Diese Frage ist berechtigt, da bei dem ähnlichen Phänomen der *Osteoporose* in der Menopause (Frauen in und nach den Wechseljahren) Erfolge mit Östrogenbehandlung erzielt werden können. In wissenschaftlichen Untersuchungen bei Frauen mit Anorexie konnte jedoch kein positiver Effekt der Östrogene auf die Knochendichte nachgewiesen werden, so dass die Östrogentherapie bei Magersuchtspatientinnen von zweifelhaftem Wert ist.

Bei Jugendlichen mit Anorexie wird von Fachleuten demnach eine Östrogentherapie in den meisten Fällen nicht empfohlen. Durch die Östrogene werden zwar Menstruationsblutungen ausgelöst, eine Verbesserung der Knochendichte ist jedoch nicht nachweisbar. Für die Betroffenen entsteht so eine Situation der „Pseudonormaliät“, d.h. die jungen Frauen wiegen sich durch die Monatsblutung in der falschen Vorstellung, mit ihrem Körper sei nun alles in Ordnung, es bestehe kein Untergewicht mehr. Dies kann sich negativ auf die Therapiemotivation auswirken. Andere Medikamente aus der Gruppe der Bisphosphanate sind bei erwachsenen Frauen mit Anorexie erprobt worden, für die Verordnung bei Kindern und Jugendlichen liegen jedoch noch zu wenig Erfahrungen vor.

Eine wirksame Bekämpfung des Knochenabbaus bei Anorexie ist nur mit dem Nahrungsaufbau möglich!

Empfohlen wird bei chronischen Fällen von Anorexie oder auch Bulimie mit einseitiger Ernährung die Einnahme von *Vitamin D/Calciumpräparaten* sowie anderer Vitamine (VitB12, Folsäure), um die Mangelerscheinungen so weit wie möglich auszugleichen.

Im Folgenden werden die beschriebenen Bestandteile der ambulanten Behandlung nochmals in einer Übersicht zusammengefasst.

| Bausteine der ambulanten Behandlung von Anorexie: |
|---|
| – Aufklärung über die Krankheit. |
| – Einzelpsychotherapie. |
| – Ernährungsberatung. |
| – Familienberatung oder Familientherapie. |
| – Eventuell Gruppentherapie. |
| – Medizinische Kontrollen. |
| – Medikamentöse Behandlung nur in Einzelfällen. |

## Stationäre Behandlung

In welchen Fällen ist die ambulante Behandlung einer Magersucht nicht mehr ausreichend? Wann ist die Einweisung angezeigt? Die Einweisung in eine Klinik ist nicht in jedem Falle erforderlich, vielmehr sollte die Therapie einer beginnenden Essstörung zunächst im ambulanten Rahmen stattfinden. Die stationäre Behandlung bei jungen Patientinnen oder Patienten mit Anorexie muss dann erwogen werden, wenn die Erkrankung bereits seit längerer Zeit besteht und die ambulante Behandlung keinen oder nur geringen Erfolg gezeigt hat. Bei Betroffenen, welche sich bereits in einen körperlich bedrohlichen Mangelzustand gehungert haben, ist eine Einweisung in eine Klinik unumgänglich. Bei einigen Jugendlichen ist durch die Anorexie eine derartig verfahrene, teilweise destruktive familiäre Situation mit massiven Konflikten entstanden, dass eine Einweisung in eine Klinik zur Entspannung der familiären Beziehungen notwendig wird. Unbedingt erforderlich ist die stationäre Behandlung, wenn Krankheit und Lebenssituation die Betroffenen in eine derartige Verzweiflung stürzen, dass sie suizidale Absichten (Selbstmordabsichten) äußern.

| Eine stationäre Behandlung sollte erfolgen, wenn... |
|---|
| – ambulante Behandlungen zu wenig Erfolg zeigten, |
| – eine körperlich bedrohliche Unterernährung oder eine andere unmittelbare körperliche Gefährdung besteht, |
| – massive familiäre Konflikte die Gesundung behindern, |
| – Suizidalität (Selbstmordgefahr) auftritt. |

Bei Betroffenen, bei denen bereits ein *bedrohlicher körperlicher Zustand* eingetreten ist, muss unter Umständen zunächst ein kurzer Aufenthalt auf einer pädiatrischen oder internistischen Station ins Auge gefasst werden. Zumeist sind diese Einheiten jedoch nicht auf die Behandlung von Essstörungen spezialisiert, weshalb nach der körperlichen Stabilisierung der Übertritt auf eine psychiatrische Station erfolgen sollte. Hierbei ist darauf zu achten, dass es sich um eine Station handelt, die ein spezielles Programm zur Behandlung von Essstörungen anbietet. Ein längerer Aufenthalt auf einer allgemeinen, auf die Behandlung von Essstörungen nicht spezialisierten psychiatrischen, pädiatrischen oder medizinischen Station ist meist nicht sinnvoll.

Die Vorteile der stationären Behandlung liegen zum einen in einer *intensiveren Behandlung*, zum anderen sind *engmaschigere medizinische Kontrollen* des körperlichen Zustandes möglich. Eine genaue psychologische und körperliche Abklärung ist Voraussetzung für eine kompetente Beratung der Familie über die geeignete Form der Behandlung für eine Betroffene zu einem bestimmten Zeitpunkt. Die Entscheidung, ob eine stationäre oder zunächst eine ambulante Behandlung ins Auge gefasst wird, sollte in jedem Fall gemeinsam von der Betroffenen, deren Familie und spezialisierten Fachleuten getroffen werden. Meist wird die *Behandlung in mehreren Phasen* stattfinden. Eine Jugendliche möchte beispielsweise zunächst eine ambulante Behandlung probieren, welche dann aber zu wenig Erfolg zeigt, so dass eine intensivere stationäre Behandlungsphase nötig wird. Nach einigen Monten kann sie entlassen werden und wird nun zur Stabilisierung weiterhin ambulant behandelt.

In der stationären Anorexiebehandlung gibt es je nach Klinik verschiedene *Behandlungsprogramme*, deren erstes Ziel das Erreichen eines für Alter und Größe angemessenen Körpergewichtes ist. Diese Programme können je nach Methode unterschiedlich gestaltet sein. Meist wird ein *Zielgewicht* vereinbart, welches in genau festgelegten Schritten erreicht werden sollte. Richtschnur in den meisten Behandlungsprogrammen ist eine *Gewichtszunahme von ca. 500 g bis 1 kg* pro Woche. In der stationären Behandlung sollte die vereinbarte Gewichtszunahme nicht zu langsam erfolgen, da sonst ein zu langer Klinikaufenthalt erforderlich ist.

Der Nahrungsaufbau findet mit Hilfe eines *Ernährungsplanes* statt, welcher in Zusammenarbeit der Patientin mit der Ernährungsberatung ausgearbeitet wird. In der Regel wird in den Behandlungsprogrammen die Gewichtszunahme mit Privilegien für die Patientin verknüpft. Diese kann sich also durch die entsprechenden Fortschritte zunehmende Freiheiten in der Freizeitgestaltung „verdienen". Die stationäre Behandlung bedingt ein gewisses Maß an Kontrolle der Patientin durch das Behandlungsteam im Wissen darum, dass die Anorexie der Patientin bereits derart fortgeschritten ist, dass sie die Verantwortung für ihre Ernährung nicht mehr alleine übernehmen kann. In der Regel hat die Patientin in das Programm eingewilligt, weil ihr vernünftiger, ihr „krankheitseinsichtiger Teil" einsieht, dass sie sich nur mit Hilfe eines kontrollierten Programmes aus der Anorexie befreien kann. Dennoch kommt es häufig während der Behandlung zu Konflikten mit der Patientin, da ihr „magersüchtiger Teil" an der Symptomatik festhalten will, sie daher die Kontrolle als Zwang erlebt und sich dagegen wehrt. In dieser Phase beginnen Magersüchtige nicht selten, das Behandlungsteam über das reale Gewicht zu täuschen, indem sie z. B. vor der Gewichtskontrolle große Mengen Wasser trinken. Andere versuchen, sich der Nahrung vermehrt durch Erbrechen zu entledigen oder betätigen sich heimlich körperlich exzessiv, um der geforderten Gewichtszunahme auszuweichen. Das Behandlungsteam ist in besonderem Maß gefordert, sich nicht in die Rolle von „Polizisten" zu begeben, sondern gemeinsam mit der Patientin Schritt für Schritt daran zu arbeiten, ihre Ängste aufgeben zu können. Die Betroffenen müssen lernen, dass sie nur mit Ehrlichkeit gegen sich selbst und andere gesund werden können. Eine reine Zwangsbehandlung mit hundertprozentiger Kontrolle ist nicht möglich und hilft auch nicht weiter. Ziel der Behandlung muss sein, dass die Jugendliche am Ende des Aufenthaltes die Gewichtskontrolle wieder selbst übernehmen kann. In den meisten stationären Behandlungsprogrammen erfolgt daher ein schrittweiser Übergang von einem zunächst vorgegebenen kontrollierten Ernährungsplan hin zu eigenverantwortlicher Ernährung in der Austrittsphase.

Die *Einzelpsychotherapie* ist in der stationären Behandlung ein ebenso wichtiger Bestandteil wie in der ambulanten Behandlung. Hier wird die Patientin durch eine therapeutische Beziehung in der schwierigen Phase des Nahrungsaufbaus unterstützt, in welcher erfahrungsgemäß viele Ängste und Befürchtungen auftreten. Zudem können wie auf Seite 45/46 beschrieben je nach Alter und Einsichtsfähigkeit der Betroffenen die Hintergründe der Essstörung aufgearbeitet werden.

Viele stationäre Behandlungsprogramme bieten als festen Bestandteil *körperorientierte Therapien* an. Hier wird an der Körperwahrnehmungsstörung der Patientin gearbeitet und sie kann lernen, die Signale ihres Körpers wie z. B. Hunger oder Sättigungsgefühl wieder wahrzunehmen und sich in ihrem Körper wohler zu fühlen.

Obwohl die Patientinnen und Patienten während der stationären Therapie nicht zu Hause wohnen, ist die *Familienarbeit* ein unabdingbarer Bestandteil der Behandlung. Inhalte der Familientherapie oder Familienberatung sind abhängig von der Familiensituation und den Bedürfnissen der einzelnen Familienmitglieder. Primäre Ziele sind in jedem Fall die Unterstützung der Patientin durch die Familie im Gesundungsprozess und die Reintegration der magersüchtigen Jugendlichen in die Familie nach der Entlassung aus der Klinik. Auch in der stationären Behandlung kann in einzelnen Fällen eine zusätzliche *medikamentöse Behandlung* erwogen werden, insbesondere bei begleitenden Depressionen oder Suizidalität. Da die stationären Behandlungsprogramme in den Kliniken unterschiedliche Vorgehensweisen und Schwerpunkte aufweisen, empfehlen wir Betroffenen und ihren Familien sich in einem Vorgespräch genau zu orientieren, um sich bewusst für die Teilnahme an dem Programm entscheiden zu können.

Eine *ambulante Nachbehandlung* ist sehr wichtig, um nach der Entlassung Rückfälle zu vermeiden. Der Therapieprozess dauert insgesamt in der Regel mindestens ein bis zwei Jahre, häufig sogar noch länger.

| **Stationäre Anorexiebehandlung:** |
|---|
| – Vereinbarung von Zielgewicht und wöchentlicher Gewichtszunahme. |
| – Ernährungsaufbau mit Hilfe der Ernährungsberatung. |
| – Einzelpsychotherapie. |
| – Elternarbeit. |
| – Körperorientierte Therapie/Gruppentherapie. |
| – Medizinische Kontrollen. |
| – Eventuell medikamentöse Behandlung. |
| – Ambulante Nachbehandlung nach Entlassung. |

## Tageskliniken

Eine tagesklinische Behandlung von Jugendlichen mit Anorexie wird bisher nur an wenigen Orten angeboten, obwohl einige neuere Ansätze durchaus vielversprechende Erfolge zeigen. Die Patientin befindet sich tagsüber in der Tagesklinik, während sie am Abend, zur Übernachtung und an den Wochenenden zu Hause lebt. Diese Behandlung hat den Vorteil einer intensiven Therapiemöglichkeit in Kombination mit dem Verbleib der

Jugendlichen in ihrem familiären Umfeld. In der Regel werden in tagesklinischen Behandlungen ähnliche Therapiebausteine angeboten wie in der stationären und ambulanten Behandlung.

In einigen Kliniken wird neuerdings auch die so genannte tagesklinische *Mehrfamilientherapie* angeboten. Bei dieser Behandlung werden mehrere Familien an ganzen Therapietagen gemeinsam behandelt, wobei der gegenseitige Austausch unter den betroffenen Familien als zusätzliches Therapieelement wirksam wird.

## 11 Woran erkenne ich eine Bulimie (Ess-Brech-Sucht) und wie wird sie behandelt?

Anorexie und Bulimie sind nah miteinander verwandt. Nicht selten kann eine Magersucht in eine Bulimie übergehen, wenn eine Betroffene ihr eigenes Hungerregime nicht mehr ertragen kann und in plötzlichen Durchbrüchen anfallsartig zu Essen beginnt. Umgekehrt kann auch eine Bulimie in eine Anorexie übergehen. Es gibt auch *Mischformen*, wobei die Betroffenen gleichzeitig Merkmale sowohl der einen als auch der anderen Krankheit haben. Nicht wenige Erkrankte pendeln zwischen *magersüchtigen und bulimischen Phasen* hin und her. Aus diesem Grund möchten wir im folgenden Kapitel die wichtigsten Informationen zur Bulimie zusammenfassen.

Als Bulimie wird die Kombination von so genannten *Essattacken und anschließendem Erbrechen* bezeichnet. Das Krankheitsbild ist voll ausgeprägt, wenn diese Attacken über einen längeren Zeitraum hinweg mindestens dreimal pro Woche auftreten. Bei vielen Betroffenen steigert sich die Häufigkeit jedoch bis hin zu täglich mehrmaligem Erbrechen.

Auch bei der Bulimie besteht wie bei der Anorexie zu Beginn der Erkrankung sehr häufig der Wunsch nach einem schlankeren Körper, weshalb die Betroffenen mittels Diäten oder radikalem Hungern abzunehmen versuchen. Durch das ständige Hungern sind die Betroffenen aber in ihren Gedanken andauernd und in übertriebener Weise mit Essen beschäftigt. Es entsteht ein Heißhungergefühl, dem sie auf Dauer nicht widerstehen können. Werden sie dann schließlich von diesem *Heißhunger* überwältigt, so stopfen sie riesige Mengen von Nahrungsmitteln in sich hinein, vorzugsweise kalorienhaltige Speisen wie Chips oder Süßigkeiten, welche sie sich in ihrem Hungerregime eigentlich streng verboten haben. *Bis zu mehreren tausend Kilokalorien* können die Betroffenen bei diesen Essanfällen zu sich nehmen. Während dieser Essattacken empfinden die an einer Bulimie Leidenden einen regelrechten *Kontrollverlust,* d.h. sie können bei bestem Willen nicht mehr aufhören zu essen. Anschließend haben sie den Drang, diese riesige Nahrungsmenge unbedingt und sofort wieder aus ihrem Körper entfernen zu müssen, indem sie das Essen willentlich erbrechen oder mit Hilfe von Abführmitteln ausscheiden. Manche junge Menschen mit Bulimie bereiten sich auf die Essanfälle vor, indem sie große Einkäufe von Nahrungsmittel tätigen oder Nahrungsmittel in einem Versteck horten.

Typischerweise sind Essattacken mit Erbrechen für die betroffenen Menschen sehr *schambesetzt,* sie ekeln sich vor sich selbst und schämen sich vor ihrer Umwelt. Aus diesem Grunde versuchen sie die Krankheit möglichst geheim zu halten. Da das *Körpergewicht meist im normalen Bereich* bleibt, bemerken die Familienmitglieder häufig lange Zeit nichts von der Bulimie. Es gibt viele Betroffene, die gar nicht oder erst nach langer Krankheit den Mut zu einer Behandlung finden.

Eine Bulimie kann vielfältige *körperliche Schäden* verursachen, die im Wesentlichen denjenigen entsprechen, die im Kapitel 5 für die Magersucht beschrieben wurden. Die unsachgemäße, unregelmäßige Ernährung sowie das ständige Erbrechen entsprechen einem Raubbau am eigenen Körper. Besonders hervorzuheben sind die Störungen der Blutsalze (Elektrolyte), welche durch das Erbrechen verursacht werden, insbesondere die Hypokaliämie (zu niedriger Kaliumwert im Blut), welche lebensgefährliche Herzrhythmusstörungen zur Folge haben kann. Häufig sind auch Zahnschäden durch das ständige Heraufwürgen von Magensäure vorhanden. Obwohl das Körpergewicht bei Bulimie meist noch im normalen Bereich liegt, treten durch die unregelmäßige Ernährung nicht selten extreme Schwankungen auf. Der Körper kann auch bei einem Gewicht im normalen Bereich Mangelerscheinungen zeigen. So leiden die meisten jungen Frauen mit Bulimie ebenso wie diejenigen mit Anorexie an einer Amenorrhö (Ausbleiben der Menstruation) und es kann ebenfalls zum Knochenabbau (Osteoporose) kommen.

Die Ursachen der Bulimie sind wie bei der Anorexie sehr vielfältig. Es kann nicht eine einzelne Ursache oder ein Auslöser bei einer bestimmten Betroffenen für den Ausbruch der Erkrankung verantwortlich gemacht werden. Die in Kapitel 7 beschriebenen *psychologischen, familiären, biologischen und gesellschaftlichen Faktoren* spielen als ursächliche Bedingungen zusammen. Zu den psychologischen Faktoren lässt sich ergänzend sagen, dass Menschen mit Bulimie häufiger einen impulsiven Persönlichkeitstyp aufweisen, wohingegen diejenigen mit Anorexie eher kontrollierte, teilweise perfektionistische Merkmale in der Persönlichkeit zeigen. Dieser in wissenschaftlichen Untersuchungen festgestellte Sachverhalt lässt sich häufig auch in der klinischen Praxis beobachten, gilt aber selbstverständlich nicht für jede einzelne Betroffene.

Junge Menschen mit Bulimie werden meist ambulant behandelt, eine stationäre Einweisung sollte aber unbedingt bei exzessivem Erbrechen erfolgen, weil in diesen Fällen sehr schnell die oben erwähnte lebensgefährliche Elektrolytstörung entstehen kann. Die stationäre Behandlung orientiert sich an ähnlichen Therapiezielen wie die ambulante, es besteht in schweren Fällen jedoch die Möglichkeit einer vorübergehend stärkeren Kontrolle, damit die Patientin ihren Teufelskreislauf der Ess-Brech-Attacken durchbrechen kann.

In der *ambulanten und stationären Behandlung* hat sich die *kognitive Verhaltenstherapie* als hilfreich erwiesen, wobei jedoch mehr Erfahrungen mit jungen Erwachsenen als mit Kindern und Jugendlichen vorliegen. Hierbei üben die Betroffenen schrittweise, sich wieder ausgewogen und regelmäßig zu ernähren. Sie lernen, auch für sie bisher „verbotene" fett- und zuckerhaltige Nahrungsmittel in angemessener Menge zu sich zu nehmen und diese dann nicht zu erbrechen oder mit Abführmitteln zu entfernen. Die regelmäßige Ernährung und Vermeidung von Hungerperioden ist die Voraussetzung dafür, dass die Essattacken abgebaut werden können.

In einem nächsten Schritt wird versucht herauszufinden, in welchen Situationen die einzelne Betroffene besonders „gefährdet" für Essanfälle ist. Sie kann dann versuchen, andere Strategien zu finden, um mit diesen „gefährlichen" Situationen umzugehen. Leidet eine Jugendliche beispielsweise immer unter Essanfällen, wenn sie alleine zu Hause ist, kann sie versuchen, sich am Abend häufiger zu verabreden oder bei Einsamkeitsgefühlen mit jemandem zu telefonieren.

Ferner werden in der Behandlung auch die Gedanken und Gefühle bearbeitet, welche einer Ess-Brech-Attacke jeweils vorausgehen und folgen. Als hilfreich hat sich hier das Führen eines *Esstagebuches* erwiesen, in welchem neben der Ernährung auch die Essanfälle mit den entsprechenden Situationen, Gedanken und Gefühlen protokolliert werden. Ein weiterer wichtiger Behandlungsaspekt ist die Arbeit an den verzerrten Gefühlen und Gedanken der Betroffenen über ihren Körper und ihr Selbstbild. Ähnlich wie bei der Anorexie liegen hier wichtige psychologische Hintergründe, die bearbeitet werden müssen, um Rückfälle zu vermeiden.

In der medikamentösen Behandlung der Bulimie haben *antidepressive Medikamente* aus der Gruppe der *Serotonin-Wiederaufnahmehemmer (SSRI)* eine gewisse Wirksamkeit gezeigt. Leider liegen bisher nur wissenschaftlich gesicherte Angaben für Erwachsene vor, die sich nicht ohne weiteres auf Kinder und Jugendliche übertragen lassen. Bei Erwachsenen mit Bulimie können SSRI die Frequenz der Essattacken senken, wobei sich dieser Effekt nicht bei allen Betroffenen zeigt und nach Absetzen des Medikamentes oft nicht anhält. Auch bei Bulimie gilt in jedem Fall, dass der Einsatz von Medikamenten immer mit einer Psychotherapie kombiniert werden sollte.

# 12 Meine Magersucht und ich – Denkanstöße für Betroffene

## „Warum versteht mich niemand?“

Vielleicht fühlst du dich sehr einsam, weil du den Eindruck hast, dass niemand wirklich verstehen kann, was in dir vorgeht. Deine Eltern, Verwandten und Freunde wollen dich scheinbar nur zum Essen überreden oder gar zwingen, niemand kann nachvollziehen, dass du einfach nicht essen kannst. Niemand sieht deine inneren Kämpfe und kann deine panische Angst vor dem Zunehmen verstehen. Du magst Recht damit haben, dass die Menschen um dich herum keine Experten für Magersucht sind. Sie versuchen, jeder auf seine Art und mit teils ungünstigen Methoden, dir zu helfen, ohne in dich hineinschauen zu können.

Gibt es einen Ausweg aus dieser Situation? Kannst du ihnen helfen, dich besser zu verstehen? Könnt ihr gemeinsam herausfinden, wie man dir helfen kann? Du hast dich möglicherweise von deinen Eltern und Freunden in letzter Zeit zurückgezogen in der Meinung, dass dir sowieso niemand helfen kann. Deine Magersucht, dein Kreislauf mit Hunger und vielleicht auch Erbrechen ist dir so peinlich, dass du niemanden daran teilhaben lässt. Wie soll dich jemand verstehen, wenn du dich verbirgst? Wie kann jemand deine inneren Kämpfe nachvollziehen, wenn du sie ganz alleine kämpfst?

Überlege dir, welcher Person aus deiner Umgebung du am ehesten vertraust. Versuche einmal, mit diesem Menschen zu sprechen und ihm dein

Problem mit dem Essen zu erzählen. Erzähle von deiner panischen Angst, den Gedanken an Kalorien und von den Schuldgefühlen, die dich den ganzen Tag beschäftigen. Wir haben von vielen Betroffenen gehört, dass es eine sehr große Erleichterung ist, wenn man diesen Schritt einmal gewagt hat. Je mehr du deiner Vertrauensperson erzählst, desto besser kann sie sich in deine Situation einfühlen.

Sprich mit einer Person aus deiner Umgebung, der du vertraust. Wenn dich niemand versteht, so versuche den anderen zu helfen, dich verstehen zu lernen.

Vielleicht kannst du auch mit jemandem zusammen die Informationen aus diesem Ratgeber diskutieren. Was ist eine Magersucht oder Bulimie? Was trifft auf dich zu und was nicht? Wenn du bereits weißt, dass du an einer dieser Störungen leidest, kann es sehr nützlich sein, wenn die Eltern, Geschwister oder Freunde mehr über die Krankheit erfahren, damit sie deine Probleme besser einordnen können.

## „Ich kann nicht essen, auch wenn ich will“

Vielleicht hat ein Teil von dir bereits eingesehen, dass du wieder mehr essen solltest. Teils aus Vernunft, teils um die Eltern zu beruhigen, versuchst du mehr zu essen, aber du schaffst es nicht. Nach wenigen Bissen fühlst du dich voll und vielleicht hast du auch einen richtigen Ekel vor dem Essen am Familientisch. Wie du in Kapitel 5 und im Abschnitt zu den körperlichen und psychischen Folgen der Unterernährung (vgl. S. 23) nachlesen kannst, hat dies unter anderem auch körperliche Ursachen. Dein Magen hat sich an weniger Nahrung gewöhnt und die Verdauung ist verlangsamt.

Nun ist es natürlich nicht sinnvoll, in diesem Zustand stehen zu bleiben mit der Begründung: ich kann also wirklich nicht mehr normal essen. Wenn du wieder gesund werden willst – und ein Teil von dir will es wahrscheinlich – so musst du deinen Magen und Darm in kleinen Schritten wieder daran gewöhnen, mehr zu essen. Du wirst sehen: Wenn du die Nahrung schrittweise aufbaust, dir nicht zu viel vornimmst, dann beginnen Magen und Darm sehr schnell wieder normal zu funktionieren und das Völlegefühl verschwindet. Besprich den Nahrungsaufbau daher am besten mit einer Ernährungsberaterin.

Völlegefühl und Brechreiz verschwinden mit dem schrittweisen Nahrungsaufbau.

## „Was bringt mir meine Magersucht?"

Es ist nicht einfach, die Magersucht loszuwerden bzw. loszulassen. Einerseits liegt das daran, dass die Magersucht eine Krankheit mit einer hohen Eigendynamik ist. Je länger du bereits hungerst, desto mehr hat dein Körper sich daran gewöhnt und desto festgefahrener sind die negativen Gedanken über das Essen und den Körper. Je mehr man sich in die Magersucht verstrickt, desto schwerer ist es wieder auszubrechen. Für jede Betroffene oder jeden Betroffenen gibt es aber auch ganz persönliche Gründe, an der Magersucht festzuhalten. Möchtest du gerne herausfinden, was dich an deine Magersucht bindet? Willst du wissen, warum du nicht einfach wieder normal essen und gesund werden kannst? Was könnten die Vorteile der Magersucht für dich sein? Was sind dagegen die Nachteile? Was alles verunmöglicht dir die Magersucht, was verpasst du alles durch die Erkrankung?

**Übung:**

Schreibe deiner Magersucht einen Brief mit der Überschrift:

*Liebe Magersucht, meine Freundin...*

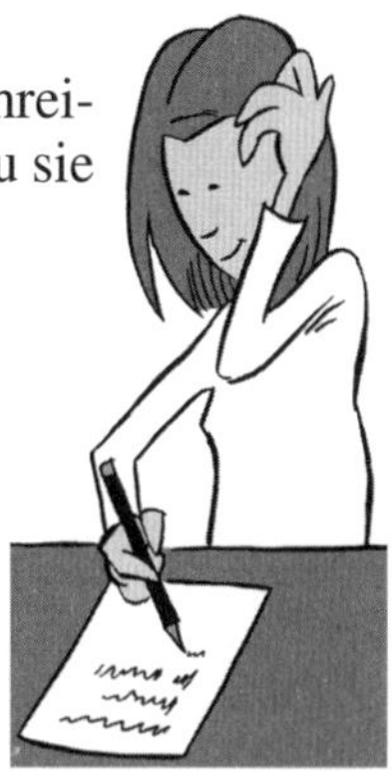

Hier kannst du deiner Magersucht ganz persönlich schreiben, was dir an ihr gefällt, was sie dir bringt, warum du sie nicht loslassen möchtest.

Dann schreibe einen weiteren Brief mit der Überschrift:

*Liebe Magersucht, meine Feindin...*

Hier kannst du deiner Magersucht schreiben, was du ihr vorwirfst, wie sie dich plagt und warum du sie loswerden willst.

Vielleicht helfen dir diese Briefe – Briefe nur für dich und an dich selbst – dir klar zu werden, wie du zu deiner Magersucht stehst; vielleicht möchtest du sie auch mit einer Therapeutin/einem Therapeuten besprechen.

Einige junge Betroffene haben uns erzählt, dass die Magersucht für sie eine Art Ausweg darstellte aus den vielen hohen Ansprüchen, die sie an sich selbst stellten. Weil sie magersüchtig waren, hatten sie vor sich selbst eine Entschuldigung, nicht mehr so gut sein zu müssen. Andere schildern, dass die Magersucht ihnen zum ersten Mal das Gefühl gegeben hat, etwas Besonderes zu sein. Wie ist es bei dir?

## „Wenn ich nur nicht so fett wäre…“

Du beschäftigst dich ständig mit deiner Figur und bist überzeugt, immer noch zu dick zu sein. Vielleicht hast du früher tatsächlich Übergewicht gehabt, vielleicht warst du bereits zu Beginn deiner Magersucht in den Augen deiner Umwelt normalgewichtig. Inzwischen hörst du ständig von allen Mitmenschen, dass du zu dünn bist und mehr essen musst. Egal, du jedenfalls warst und bist der Überzeugung, zu dick zu sein und diese Idee lässt dich nicht mehr los.

Niemand und am allerwenigsten ein Ratgeber wird dich davon überzeugen können, dass du nicht dick bist. Es handelt sich um eine so genannte „überwertige Idee“, die nicht mit einfachen Argumenten aus dem Weg geräumt werden kann. Unsere Erfahrung mit vielen jungen Menschen mit Magersucht ist, dass diese Idee sich erst abschwächt oder verschwindet, wenn das Körpergewicht sich langsam normalisiert und gleichzeitig die zu Grunde liegenden Probleme bearbeitet werden. Hierbei kann dir eine Therapie helfen. Du kannst also mit dem Zunehmen nicht warten, bis du dich nicht mehr dick fühlst und keine Angst mehr hast. Die Angst verlierst du nur, indem du wieder mehr isst und merkst, dass du nicht so explosionsartig zunimmst, wie du befürchtet hast. Ein vergleichbares Beispiel ist die Höhenangst, die man am besten überwinden kann, indem man in Begleitung eines Therapeuten auf einen Turm steigt und sich Schritt für Schritt immer höher wagt. So ähnlich kannst du es dir mit der Magersucht vorstellen: Indem du Schritt für Schritt lernst, normaler zu essen, verlierst du langsam die panische Angst vor dem Essen und dem Zunehmen. Genauso wie bei der Höhenangst kann eine Therapeutin oder ein Therapeut dir dabei helfen, die Angst auszuhalten und zu überwinden.

Die panische Angst vor der Gewichtszunahme und die Vorstellung zu dick zu sein können verschwinden, indem die Magersucht behandelt wird und sich das Körpergewicht im normalen Bereich einpendelt.

## „Weil die Erwachsenen mich kontrollieren, muss ich sie täuschen ...“

Viele Magersüchtige aber auch junge Menschen mit Bulimie wenden Tricks an, um ihre Umwelt über ihr wahres Gewicht, ihr Erbrechen oder andere Symptome ihrer Krankheit zu täuschen. Einige tun das, weil es ihnen peinlich und unangenehm ist, zuzugeben, dass sie zum Beispiel wieder erbrochen haben. Andere Betroffene wehren sich so gegen Versuche der Eltern oder auch Therapeuten und Betreuer, ihnen bei der Gewichtszunahme zu helfen.

Wenn du auch solche Tricks anwendest, ist dies ein Zeichen dafür, dass der magersüchtige Teil von dir noch sehr stark ist und sich gegen die Gesundung wehrt. Du kämpfst auf einem Nebenschauplatz gegen deine Umwelt und verlierst so den wesentlichen Kampf gegen deine Magersucht. Es kann wichtig für dich sein, dir für deine Zukunft zu überlegen, in welchen Kampf du deine Energie investieren solltest. Wenn du die anderen Kapitel dieses Ratgebers gelesen hast, weißt du bereits, dass es immer schwieriger wird von der Magersucht loszukommen, je länger man krank ist. Es lohnt sich also, rechtzeitig mit jemandem über deine Tricks zu sprechen, damit du lernen kannst, sie aufzugeben und ehrlich dir selbst und anderen gegenüber zu sein.

## „Ich mag wirklich keine Pommes frites!“

Du verzweifelst fast, weil deine Eltern dir nicht glauben wollen, dass du fetthaltige Nahrungsmittel oder Süßigkeiten nicht gern hast. Dabei ekelt es dich geradezu, wenn du dir nur vorstellst, so etwas essen zu müssen. Immer wieder gibt es zu Hause Streit, weil die Eltern deine Behauptung für eine Ausrede halten, weil du einfach nicht zunehmen willst. Die meisten Magersüchtigen verbieten sich selbst, Nahrungsmittel mit hoher Kalorienzahl oder solche, die sie für ungesund halten, zu essen. Mit der Zeit kann dann tatsächlich ein Ekel vor diesen „verbotenen Speisen“ entstehen. Wir wissen, dass dieser Ekel wieder verschwinden kann, wenn die Magersucht überwunden wird und der Speisezettel sich normalisiert. Das Spektrum der Nahrungsmittel kann Schritt für Schritt wieder erweitert werden und die Betroffenen finden an einigen der früher „verbotenen“ Nahrungsmittel wieder Freude und lernen, sie in Maßen zu genießen.

Vielleicht ist es bei dir aber auch so, dass du die „verbotenen Speisen" eigentlich gern essen würdest, du sie dir aber nicht zugestehst. Wenn dich dann der Heißhunger überwältigt, nimmst du sehr viel davon zu dir und hast Schwierigkeiten, dich wieder zu stoppen. Anschließend fühlst du dich schlecht, weil du so viele „verbotene" Nahrungsmittel gegessen hast und brichst alles wieder aus.

**Erstelle eine Liste deiner „verbotenen" und „erlaubten" Nahrungsmittel:**

Wenn du sie vergleichst: welche ist länger, vielfältiger?

Mit Hilfe von Ernährungsberatung und Therapie kannst du lernen, Schritt für Schritt einzelne Nahrungsmittel von der „verbotenen" auf die „erlaubte" Seite zu schieben und so deine Nahrung langsam zu normalisieren.

## „Werde ich (wieder) dick, wenn ich nicht mehr magersüchtig bin oder wenn ich nicht mehr erbreche?"

Du hast wahrscheinlich Zweifel an den Versprechungen deiner Eltern oder Therapeuten, dass du nicht dick werden wirst, wenn du die Magersucht oder das Erbrechen aufgibst. Es muss jedoch nicht völlig dem Zufall überlassen werden, wo sich dein Körpergewicht einpendeln wird, nachdem du dein Hungerregime beendet hast oder nicht mehr erbrichst. Du kannst mit Hilfe der Ernährungsberaterin recht genau errechnen, welche Nahrungsmittel zu welcher Gewichtszunahme bei dir führen. So kannst du Sicherheit gewinnen, welche Mengen und welche Nahrungszusammensetzung ausgewogen ist und eine langsame Gewichtszunahme garantieren.

Die Erfahrung zeigt, dass die meisten Magersüchtigen sich mit Hilfe einer schrittweisen Gewichtszunahme bei einem gesunden Körpergewicht einpendeln können. Die Arbeit besteht vor allem darin, sich selbst so akzeptieren zu lernen, wie man ist. Vielleicht stellst du dir die Frage einmal anders: Muss ich mein ganzes Selbstwertgefühl wirklich davon abhängig machen, ob ich ein Kilo mehr oder weniger wiege? Ist das Gewicht oder die Figur das wichtigste Merkmal, was mich als Mensch wichtig und wertvoll macht? Wer bin ich, unabhängig von meinem Gewicht und meiner Figur? Oder auch: Bin ich weiterhin bereit, mich dem Diktat der Gesellschaft zu beugen, dass diese oder jene Idealfigur vorschreibt? Deine persönlichen Antworten auf diese Fragen zu finden, kann ein wichtiger Schritt im Kampf gegen deine Essstörung sein.

# 13 Was kann man tun?

## Was können Sie als Eltern tun?

*1. Wenn Ihre Tochter/Ihr Sohn verleugnet, eine Essstörung zu haben ...*

Ihre Tochter oder Ihr Sohn ist Ihrer Meinung nach bereits viel zu dünn und isst kaum noch etwas. Vielleicht haben Sie auch entdeckt, dass sie oder er heimlich das Essen erbricht. Zögern Sie nicht, die Tochter oder den Sohn darauf anzusprechen! Dabei sollten Sie Vorwürfe vermeiden, sondern vielmehr möglichst sachlich Ihre Beobachtungen und Ihre Sorge schildern. Es ist nicht sinnvoll, darauf zu warten, bis ihr Kind sich Ihnen von selbst anvertraut, da es sich unter Umständen während der nächsten Wochen nur noch weiter in seine Essstörung verstrickt. Eine offene Aussprache wird häufig von den Jugendlichen als Erleichterung erlebt, weil sie sich nicht mehr verstecken müssen. Sie müssen trotzdem damit rechnen, dass die Tochter oder der Sohn zunächst einmal alles abwehrt und behauptet, kein Problem zu haben.

Versuchen Sie, sich nicht in einen Streit verwickeln zu lassen. Stattdessen sollten Sie versuchen genau zuzuhören, ob Ihre Tochter oder Ihr Sohn nicht etwas von dem mitteilt, was sie oder ihn beschäftigt. Sie können zum Beispiel die Überzeugung Ihrer Tochter zu dick zu sein ernst nehmen, ohne ihr zuzustimmen. Geben Sie zum Ausdruck, dass Sie zwar nicht der gleichen Meinung sind, dass Sie aber die Ernsthaftigkeit der Sorgen ihrer Tochter nachvollziehen. Die Befürchtungen und Ängste von Menschen mit Essstörungen sind nicht einfach nur „Ticks“ , „Spinnereien“ oder „Ausreden“, sondern entsprechen einer ernsten seelischen Not. Je mehr Verständnis Sie für diese Probleme  zeigen, umso mehr haben Sie eine Chance, dass auch die Tochter Ihre Sorgen ernst nimmt. Bleiben Sie aber bei Ihrer Meinung, dass es sich um ein Problem handelt, dass nicht mit Diäten bekämpft werden kann, sondern dass fachliche Hilfe angezeigt ist.

Je jünger die Betroffenen sind, desto eher ist es noch möglich, mit elterlicher Autorität zumindest den Gang zu einer Fachperson zu verlangen. Immer wieder erleben wir Jugendliche, welche unter dem Druck der Eltern eine Therapie beginnen, die dann erfolgreich verläuft. Die bessere Prognose der Magersucht bei jugendlichen Betroffenen als bei Erwachsenen liegt wahrscheinlich nicht zuletzt darin begründet, dass sich viele Jugendliche unter dem Einfluss der Eltern nach kürzerer Erkrankungsdauer in eine Behandlung begeben. Lassen Sie also nicht zu viel Zeit verstreichen, bevor Sie Ihr Kind einer Fachperson vorstellen!

| Wichtig: |
| --- |
| – Zuhören.<br>– Befürchtungen ernst nehmen und nicht als Ausrede, Tick oder Spinnerei abtun.<br>– Der eigenen Sorge Ausdruck geben.<br>– Mit Nachdruck den Gang zu einer Fachperson verlangen. |

*2. Wenn Sie sich mit Ihrer magersüchtigen Tochter oder Ihrem Sohn in einen Machtkampf ums Essen verstrickt haben ...*

Leider gibt es keine allgemeingültigen Patentrezepte, wie Familien aus dem Machtkampf ums Essen, der mit der Magersucht einhergeht, wieder aussteigen können. Für viele Familien kann eine Familienberatung oder -therapie hilfreich sein, ungünstige Verhaltensmuster zu erkennen und zu verändern. Allgemeingültige Ratschläge gibt es nicht. Vielleicht hat Ihnen eine Bekannte geraten, die Tochter einmal ganz in Ruhe zu lassen, oder die Großeltern finden, man sollte viel strenger mit der Enkelin sein. Auch von fachlicher Seite, in Büchern oder Zeitschriften kann man unterschiedliche Ansätze lesen. Sie wissen nicht, welcher Weg für Ihre Familie in der aktuellen Situation der richtige ist und sind unter Umständen völlig verunsichert. Möglicherweise haben Sie auch schon verschiedene Wege ausprobiert und weder Strenge noch Verständnis haben geholfen. Lassen Sie sich dadurch nicht entmutigen! Es hat sich gezeigt, dass in den meisten Familien nach einiger Zeit und mit zunehmender Gesundung der magersüchtigen Tochter eine Entspannung der Beziehungen eintritt.

Bieten Sie Ihrer Tochter Ihre Hilfe im Kampf gegen die Krankheit an und machen Sie deutlich, dass Sie nicht gegen die Tochter, sondern gegen die Magersucht kämpfen möchten. Versuchen Sie, mit der Tochter zu klaren Abmachungen über Essen und Gewichtszunahme zu kommen, wenn möglich mit Hilfe von Fachpersonen. Sie sollten vermeiden, sich im Detail zu verbeißen, d. h. um jeden Löffel Joghurt zu streiten, sondern statt dessen immer wieder Mut machen, dass die Tochter den nächsten Schritt bewältigen kann.

Meistens beherrscht in Familien mit einem magersüchtigen Mitglied der Streit um das Essen den gesamten Familienalltag. Es ist sehr wichtig, dass Sie auch unabhängig von diesem Thema mit Ihrer Tochter in Beziehung bleiben. Obwohl ein großer Teil der Betroffenen von der Essstörung besetzt wird, dürfen andere Interessen und Teile der Persönlichkeit nicht völlig außer Acht gelassen werden. Die anderen Familienmitglieder, z. B. Geschwister, sollten ihre Aktivitäten und Interessen ebenfalls nicht völlig der Erkrankung der magersüchtigen Schwester unterordnen müssen.

| **Wichtig:** |
|---|
| – Auch unabhängig vom Thema Essen in Beziehung bleiben. |
| – Unterstützung im Kampf gegen die Magersucht anbieten. |
| – Klare Abmachungen treffen. |
| – Nicht den gesamten Familienalltag der Magersucht unterordnen. |

*3. Wenn Sie nicht wissen, welche Behandlung die richtige ist …*

Es gibt nicht eine einzige richtige Behandlungsmethode für Anorexie oder Bulimie. Informieren Sie sich zunächst möglichst umfassend über die Erkrankung Ihrer Tochter oder Ihres Sohnes und über die in Ihrer Umgebung bestehenden Behandlungsangebote. Wichtig ist vor allem, dass sich die betroffenen Jugendlichen und ihre Familien überhaupt in eine professionelle Behandlung begeben.

Falls die Betroffenen zunächst einen ambulanten Behandlungsversuch unternehmen wollen, macht es keinen Sinn, sie gegen ihren Willen sofort in eine Klinik einzuweisen, es sei denn der körperliche Zustand ist bereits bedrohlich (siehe die im Kasten aufgelisteten Kriterien für die stationäre Behandlung auf S. 50). Die Jugendlichen würden sich sonst nur noch stärker verweigern. In einer ambulanten Behandlung sollten aber von Beginn an die Grenzen aufgezeigt werden und Abmachungen darüber getroffen werden, in welcher Situation eine Einweisung nötig sein wird.

Bei der Wahl der Behandlung sollten Sie vor allem darauf achten, dass es sich um eine im Gebiet der Essstörungen erfahrene und spezialisierte Fachperson oder Institution handelt. Wenn eine Behandlung keinen Erfolg zeigt, heißt das nicht, dass diese Behandlung schlecht oder falsch war. Es gibt keine Methode, auf die alle Patientinnen ansprechen. Es lohnt sich, die Hoffnung nicht aufzugeben und wenn möglich in Absprache mit den Behandlern einen Wechsel der Therapiemethode oder Institution ins Auge zu fassen.

*4. Wenn Ihre Tochter oder Ihr Sohn sich in einer Therapie ungerecht behandelt fühlt ...*

In der Behandlung der Magersucht treten unweigerlich Phasen auf, in denen sich die jungen Patientinnen oder Patienten nicht verstanden oder ungerecht behandelt fühlen. Besonders in der stationären Behandlung, die wie im Kapitel 10 beschrieben, zumeist auf einem gewissen Maß an Kontrolle aufbaut, kommt es unweigerlich zu solchen Auseinandersetzungen, insbesondere, da Jugendliche sich schon von ihrem Alter her nicht gerne etwas vorschreiben lassen.

Es lohnt sich, wenn Sie als Eltern der Jugendlichen Mut machen, sich mit der Therapeutin oder dem Behandlungsteam auseinanderzusetzen und sich nicht zu verweigern oder vorschnell die Therapie abzubrechen. Sie als Eltern können einen wichtigen Beitrag dazu leisten, dass die magersüchtigen Jugendlichen die schwierigen Behandlungsphasen überstehen und sich mehr auf den Kampf gegen die Krankheit als gegen das Behandlungsteam konzentrieren.

*5. Wenn die Magersucht Ihrer Tochter Sie auffrisst und Sie selbst nichts mehr vom Leben haben ...*

Ein magersüchtiges Kind zu haben ist eine leidvolle und schwere Erfahrung, die viel Lebensenergie kosten kann. Vielleicht haben Sie bereits einen langen Kampf hinter sich und fühlen sich leer und erschöpft. Holen Sie sich Unterstützung, um diese schwierige Zeit durchzustehen! Es gibt an einigen Orten Selbsthilfegruppen für Eltern mit magersüchtigen Kindern, in denen sich die betroffenen Eltern untereinander über ihre Erfahrungen austauschen können. Es kann sehr viel emotionale Unterstützung geben, zu sehen, dass man mit den Schuldgefühlen und der Verzweiflung nicht alleine da steht.

Versuchen Sie auch, sich mit ihrem Partner auseinanderzusetzen, welche gemeinsame Haltung Sie im Kampf gegen die Krankheit Ihres Kindes einnehmen möchten. Gegenseitige Schuldzuweisungen und Vorwürfe helfen nicht weiter. Sinnvoller ist es in die Zukunft zu schauen, um einen gemeinsamen Weg zu entwickeln. Möglicherweise kann eine fachliche Beratung Ihnen dabei helfen.

Vielleicht verhindern Schuldgefühle und Scham über die Magersucht Ihres Kindes, dass Sie sich Freunden anvertrauen oder eine Beratung in Anspruch nehmen. Versuchen Sie sich klar zu machen, dass Sie Ihr Bestes gegeben haben und die Magersucht Ihres Kindes keinesfalls einseitig auf Ihr Verhalten zurückgeführt werden kann, auch wenn möglicherweise in Ihrer Umgebung eine solche Meinung vorherrscht.

Wenn Sie nur noch mit Gedanken an die Erkrankung Ihrer Tochter oder Ihres Sohnes beschäftigt sind, finden Sie bald keine Kraft mehr, um wirksame Unterstützung zu geben. Versuchen Sie daher, Ihre eigenen Aktivitäten, Interessen und freundschaftlichen Beziehungen nicht völlig zu vernachlässigen. Auch die Partnerschaft braucht Zeit und Raum, der nicht von dem Dämon Magersucht besetzt ist. Nur so können Sie verhindern, dass die Magersucht Sie auffrisst und wieder Energie tanken, um Ihr Kind in dieser schwierigen Lebensphase unterstützend zu begleiten.

**Wichtig:**

- Sich Unterstützung holen: Selbsthilfegruppen, Freunde, Partner, Beratung.
- Mit dem Partner eine gemeinsame Haltung entwickeln.
- Gegenseitige Vorwürfe vermeiden.
- Die eigenen Interessen und Beziehungen nicht vernachlässigen.

## Was können Lehrerinnen und Lehrer tun?

Für Lehrerinnen und Lehrer ist es vor allem wichtig, die frühen Merkmale von Essstörungen zu erkennen, um mit den Betroffenen und deren Eltern rechtzeitig das Gespräch zu suchen. Behalten Sie Ihre Beobachtungen nicht zu lange für sich! Nicht selten braucht es einen Außenstehenden, um den Betroffenen und ihren Familien einen Anstoß zu geben, sich fachliche Hilfe zu suchen. Auch wenn Ihre Beobachtungen noch keinen Beweis für eine Essstörung darstellen, lohnt es sich, die frühen Warnzeichen ernst zu nehmen und den Jugendlichen zu empfehlen, sich von einer Fachperson untersuchen zu lassen.

**Woran Sie eine beginnenden Magersucht bei einer Schülerin erkennen können:**

- Sie verliert offensichtlich an Gewicht.
- Sie trägt besonders weite Kleider, die den Gewichtsverlust verbergen sollen.

- Sie trägt besonders warme Kleider oder sitzt ständig bei der Heizung.
- Sie zieht sich vor den anderen Schülerinnen zurück.
- Sie betreibt in übertriebener Weise Sport, meistens alleine.
- Sie isst in der Pause oder über Mittag nicht mit den anderen.

## Was können Sporttrainerinnen und Sporttrainer tun?

Sport kann für Kinder und Jugendliche ein wichtiges positives Betätigungsfeld sein. Im Sport können sie Selbstbewusstsein gewinnen, können lernen, an sich selbst zu arbeiten und sich mit Engagement zu verbessern. Sie lernen, sich mit anderen im Wettkampf zu messen und sowohl die Gewinner- als auch die Verliererposition auf eine faire Art einzunehmen. Die Kinder und Jugendlichen können im Sportverein neue Beziehungen knüpfen und ihre Freizeit gemeinsam mit anderen sinnvoll gestalten. Im Mannschaftssport werden soziale Fertigkeiten wie Einordnung in eine Gruppe und gegenseitige Unterstützung in besonderem Maße gefördert. Auch Leistungssport kann für junge Menschen eine sinnvolle Art und Weise darstellen, die eigenen Grenzen zu erproben, indem sie sich in einer Disziplin möglichst intensiv ausbilden. Das zunehmende Problem des Übergewichtes auch bei Kindern und Jugendlichen in den Industriestaaten ist einerseits auf die Fehlernährung, andererseits aber auch auf Bewegungsmangel zurückzuführen. Sport nimmt also für Kinder und Jugendliche auch im gesundheitspolitischen Sinn eine wichtige Funktion ein.

Kann Sport trotz alledem in einzelnen Fällen zu einer Belastung oder gar einem Risiko für die Entwicklung einer psychischen Störung bei Jugendlichen werden? Tatsächlich gibt es Situationen, wo junge Menschen der Belastung durch die eigenen Ansprüche oder die der Umgebung betreffend ihrer sportlichen Leistungen nicht mehr gewachsen sind. Als Sporttrainer sollten Sie auf Warnzeichen achten, die eine solche Überforderung signalisieren können. Diese können z. B. darin liegen, dass die oder der Betreffende im Training zu hohe Ansprüche an sich selbst stellt, Niederlagen nicht verkraften kann oder sich von Beziehungen zu Gleichaltrigen völlig zurückzieht.

Leistungssportlerinnen in der Leichtathletik, im Ballett und im Eistanz weisen ein erhöhtes Risiko für die Ausbildung von Essstörungen auf. Bei diesen Sportarten ist ein athletischer und sehr schlanker Körper Voraussetzung für sportliche Höchstleistungen. Erfüllt eine Jugendliche diese Voraussetzungen von ihrer Konstitution her nicht automatisch, so versucht sie nicht selten mit Diäten nachzuhelfen, welche wiederum in eine Essstörung umkippen können. Ein Fallbeispiel für diese Thematik ist im Kapitel 3 nachzulesen. Die Aufmerksamkeit von Sporttrainerinnen und Sporttrainern für diese Problematik kann dazu verhelfen, ein Risikoverhalten rechtzeitig zu erkennen und mit den Betroffenen und Eltern anzusprechen. So können ungünstige Entwicklungen früh erkannt und Ansprüche auf ein realistisches Maß reduziert werden, so dass der Sport für die Jugendlichen weiterhin mit Freude und Spaß verbunden ist und damit die Gesundheit fördert.

## Wie können sich betroffene Jugendliche selbst helfen?

Vielleicht hast du bereits seit längerer Zeit bemerkt, dass du dich zu viel mit Essen und mit deiner Figur beschäftigst, vielleicht hast du bereits zu viel an Gewicht verloren. Möglicherweise leidest du vor allem an den Konflikten mit deinen Eltern über das Essen.

Ein erster wichtiger Schritt ist bereits getan, wenn du erkannt hast, dass du unter einer Essstörung leidest und etwas dagegen unternehmen willst. Doch was nun? Möglicherweise hast du den Eindruck, dass du diese Probleme allein und ohne fachliche Hilfe in den Griff bekommen willst. Wenn sich die Schwierigkeiten in deinem Essverhalten noch nicht allzu fest eingespielt haben, kannst du einen Versuch starten, die Ernährung wieder zu normalisieren. Am besten solltest du dich zuvor von einer Ärztin oder einem Arzt untersuchen lassen, um festzustellen, ob bereits eine körperliche Störung vorliegt. Wenn du bereits an Gewicht verloren hast, kann der Arzt oder die Ärztin dir helfen, ein vernünftiges Zielgewicht zu bestimmen.

**Was kannst du selbst tun?**

- Besprich mit deinen Eltern, dass du einen Versuch unternehmen willst, dein Essverhalten zu normalisieren.
- Mache dir einen Plan mit regelmäßigen Mahlzeiten (drei Haupt-, zwei Zwischenmahlzeiten).
- Versuche möglichst häufig am Familientisch oder mit anderen Personen zu essen.
- Wenn du erbrichst oder Abführmittel genommen hast, versuche Situationen zu vermeiden, in denen dir dies wieder passieren kann.

Sprich mit deinen Eltern darüber, damit sie dich darin unterstützen können, diese Verhaltensweisen aufzugeben.
- Kontrolliere dein Gewicht höchstens einmal am Tag.
- Falls du in letzter Zeit weniger unternommen hast, solltest du dich wieder vermehrt verabreden.
- Betreibe Sport möglichst mit anderen zusammen und nicht mehr als zwei oder drei Mal pro Woche.

Für einen Versuch der Selbsthilfe solltest du aber eine zeitliche Begrenzung festlegen. Wenn innerhalb von drei bis vier Wochen keine Besserung eintritt, solltest du dich mit einer Fachperson für Essstörungen (zumeist Kinder- und Jugendpsychiaterinnen, Jugendmediziner oder Psychologinnen) besprechen. Je früher du diesen Schritt wagst, desto eher kannst du den Kampf gegen deine Essstörung gewinnen! Lies am besten die Informationen in diesem Ratgeber zur Behandlung (Kapitel 10) und die Denkanstöße für Betroffene (Kapitel 12) besonders aufmerksam durch. Deine Umgebung kann dir behilflich sein, aber letztlich liegt die Entscheidung bei dir. Eine Therapie kann dir nur etwas bringen, wenn du dafür bereit bist!

## 14 Gibt es noch weitere Hilfen?

Wenn Sie diesen Ratgeber gelesen haben wissen Sie einiges über das Thema Essstörungen bei Kindern und Jugendlichen. Vielleicht geht es nun um den nächsten Schritt, für Ihre Tochter oder Ihren Sohn eine geeignete Behandlung zu finden. Im Anhang finden Sie Hinweise auf Internetadressen (vgl. S. 72) zur Suche nach einer spezialisierten Fachstelle oder Fachklinik in Ihrer Umgebung, die Ihnen im Bereich Essstörungen von Kindern und Jugendlichen weiterhelfen kann. Auch jugendliche Betroffene selbst können sich an solche Beratungsstellen wenden.

Falls bereits eine Behandlung läuft, kann es zusätzlich sehr hilfreich sein, wenn sich betroffene Eltern in einer *Selbsthilfegruppe für Angehörige von Jugendlichen mit Essstörungen* mit anderen über ihre Erfahrungen austauschen können. *Selbsthilfegruppen für Betroffene* können für junge Erwachse mit Anorexie oder Bulimie hilfreich sein. Diese Selbsthilfegruppen sind häufig einer Beratungsstelle angegliedert und werden teilweise auch geleitet. Internetadressen von Organisationen für Selbsthilfegruppen finden Sie ebenfalls im Anhang dieses Buches (vgl. S. 72/73).

Für Jugendliche, welche auf Grund ihres Alters noch nicht an einer Selbsthilfegruppe teilnehmen können, gibt es an einigen Orten geleitete *Gruppen für Jugendliche mit Essstörungen.* Da das Angebot hierfür häufig wechselt, können Sie sich über allfällige Möglichkeiten in Ihrer Umgebung informieren, indem Sie sich an die nächstliegende spezialisierte Fachstelle für Essstörungen wenden.

## Weiterführende Literatur


Bruch, H. (1994). *Das verhungerte Selbst. Gespräche mit Magersüchtigen* (3. Auflage). Frankfurt/M.: Psychologie Fischer.

Gerlinghoff, M. (1998). *Magersüchtig – eine Therapeutin und Betroffene berichten* (2. Auflage). München: Piper.

Gerlinghoff, M. & Backmund, H. (2004). *Wege aus der Essstörung* (4. Auflage). Stuttgart: Trias.

Jakobi, C., Paul, T. & Thiel, A. (2004). *Essstörungen.* Göttingen: Hogrefe.

Hornbacher, M. (1999). *Alice im Hungerland. Leben mit Bulimie und Magersucht. Eine Autobiographie.* Frankfurt/M.: Ullstein.

Meermann, R. & Vandereycken, W. (1987). *Therapie der Magersucht und Bulimia nervosa. Ein klinischer Leitfaden für den Praktiker.* Berlin, New York: W. de Gruyter.

Schmid, U. & Treasure, J. (2000). *Die Bulimie besiegen. Ein Selbsthilfe-Programm.* Weinheim: Beltz.

Steinhausen, H.-C. (Ed.) (1995). *Eating Disorders in Adolescence.* Berlin, New York: Gruyter.

Steinhausen, H.-C. (2004). *Seelische Störungen im Kindes- und Jugendalter* (2. Auflage). Stuttgart: Klett.

Treasure, J. (2001). *Gemeinsam die Magersucht besiegen.* Weinheim: Beltz.

Vandereycken, W. & Meermann, R. (2003). *Magersucht und Bulimie – Ein Ratgeber für Betroffene und ihre Angehörigen* (2. Auflage). Bern: Huber.

# Anhang

## Beratungsstellen, spezialisierte Fachstellen und Fachkliniken

In Deutschland, Österreich und der Schweiz gibt es zahlreiche spezialisierte Fachstellen und Fachkliniken für Menschen mit Essstörungen, deren Angebot sich aber mehrheitlich an erwachsene Patientinnen und Patienten richtet.

In vielen Kinder- und Jugendpsychiatrischen Diensten und Jugendberatungsstellen gibt es Fachleute für die Behandlung von Kindern und Jugendlichen mit Essstörungen. Informationen über die nächstgelegenen Einrichtungen finden sie auf folgenden Internetseiten:

- *www.dgkjp.de.* Homepage der Deutschen Gesellschaft für Kinder- und Jugendpsychiatrie und Psychotherapie DGKJP
- *www.sgkjpp.ch.* Homepage der Schweizerischen Gesellschaft für Kinder- und Jugendpsychiatrie und Psychotherapie SGKJPP
- *www.kinderpsychiater.org/kinderpsychiatrie.htm.*
- *www.kinder-psych.de/*

## Informationen über Essstörungen im Internet

*www.ab-server.de.* Forschungs- und Informationsserver der Deutschen Forschungsinitiative für Essstörungen e.V. Gute allgemeine Informationen über Anorexie und Bulimie, Adressen von Hilfsangeboten sowie Foren für Betroffene und Angehörige.

*www.anad-pathways.de.* Ausführliche allgemeine Informationen. Adressen von Beratungsstellen und Kliniken.

*www.essprobleme.de.* Allgemeine Informationen zu Anorexie, Bulimie und Adipositas (Fettleibigkeit). Austauschmöglichkeiten mit Betroffenen (Chat, Foren).

*www.fgoe.org/sie.htm.* Dachverband der österreichischen Selbsthilfegruppen. Hilfe bei der Adressensuche.

*www.hungrig-online.de.* Gute und ausführliche Informationen über Anorexie und Bulimie. Adressen von Hilfsangeboten. Literaturempfehlungen.

Möglichkeiten zum Austausch mit Betroffenen und Angehörigen (Chat, Diskussionsforen).

*www.magersucht.de.* Informationen über Anorexie für Betroffene und Angehörige. Literaturempfehlungen. Angebot von Online-Beratung.

*www.nakos.de.* Die Nationale Konferenz für Selbsthilfegruppen ist ein bundesweiter Dachverband der Selbstilfegruppen in Deutschland. Hilfe bei der Adressensuche.

*www.netzwerk-essstoerungen.ch.* Laufend aktualisierte Liste von spezialisierten Fachleuten für Essstörungen sowie Beratungsstellen und Kliniken in der Schweiz. Veranstaltungen zum Thema Essstörungen. Literaturempfehlungen.

**Fragebogen für Jugendliche zur Selbstbeurteilung und Früherkennung**
(adaptiert nach Vandereycken und Meermann, 2003)

Mit diesem Fragebogen kannst du selbst herausfinden, ob du gefährdet für eine Essstörung bist. Versuche möglichst ehrliche Antworten zu geben. Je mehr Fragen du mit Ja beantwortest, desto größer ist die Wahrscheinlichkeit, dass du bereits an einer Essstörung leidest. In diesem Fall oder wenn du unsicher bist, sprich mit deinen Eltern oder einer anderen erwachsenen Person oder wende dich an einen Arzt/Ärztin.

**Gewicht**

| | ja | nein |
|---|---|---|
| – Hast du in letzter Zeit an Gewicht verloren? | ☐ | ☐ |
| – Bist du unzufrieden mit deinem Gewicht? | ☐ | ☐ |
| – Wiegst du dich mehr als einmal pro Tag? | ☐ | ☐ |
| – Denkst du häufig an die Zahl auf der Waage? | ☐ | ☐ |
| – Bedeutet eine Gewichtszunahme für dich eine Katastrophe? | ☐ | ☐ |
| – Schwankt dein Gewicht häufig um mehr als ein Kilo innerhalb einer Woche? | ☐ | ☐ |

**Aussehen**

| | ja | nein |
|---|---|---|
| – Bist du sehr unzufrieden mit deinem Aussehen? | ☐ | ☐ |
| – Stehst du häufig vor dem Spiegel um zu kontrollieren, wie „dick“ du bist? | ☐ | ☐ |
| – Stören dich einzelne Körperteile, die du als zu „fett“ empfindest (Bauch, Oberschenkel)? | ☐ | ☐ |
| – Vergleichst du dich häufig mit anderen und findest dich selbst „fetter“? | ☐ | ☐ |
| – Treibst du viel Sport, um dünner zu werden? | ☐ | ☐ |

**Familie**

| | ja | nein |
|---|---|---|
| – Isst du häufig nicht mit, wenn deine Familie zusammen isst? | ☐ | ☐ |
| – Gibt es oft Streit am Familientisch, weil deine Eltern möchten, dass du mehr isst? | ☐ | ☐ |

| | ja | nein |
|---|---|---|
| – Wird in der Familie oft über Kalorien, Figur und Diäten geredet? | ☐ | ☐ |
| – Leidet jemand in deiner Familie an Übergewicht? | ☐ | ☐ |
| – Leidet jemand in deiner Familie an einer Essstörung? | ☐ | ☐ |
| **Ernährung** | | |
| | ja | nein |
| – Lässt du regelmäßig Mahlzeiten aus? | ☐ | ☐ |
| – Versuchst du möglichst wenig zu essen? | ☐ | ☐ |
| – Vermeidest du Nahrungsmittel mit viel Fett, Zucker oder Kalorien? | ☐ | ☐ |
| – Denkst du häufig darüber nach, was du bei der nächsten Mahlzeit essen darfst? | ☐ | ☐ |
| – Hast du häufig nach dem Essen Schuldgefühle, weil du findest, dass du zuviel isst? | ☐ | ☐ |
| – Rechnest du die Kalorien deiner Mahlzeiten genau aus? | ☐ | ☐ |
| – Erbrichst du nach Mahlzeiten um nicht zuzunehmen? | ☐ | ☐ |
| – Nimmst du Appetitzügler oder Abführmittel ein? | ☐ | ☐ |
| – Hast du manchmal das Gefühl, immer weiter essen zu müssen? | ☐ | ☐ |
| – Schämst du dich für deine Essgewohnheiten? | ☐ | ☐ |

**Fragebogen für Angehörige**
(nach Vandereycken und Meermann, 2003)

Wenn Sie als Eltern merken, dass etwas mit dem Essverhalten Ihres Kindes nicht in Ordnung ist, können Sie mit dem folgenden Fragebogen herausfinden, ob es sich bereits um eine Essstörung handeln könnte. Selbstverständlich sollten Sie darüber auch mit Ihrer Tochter oder Ihrem Sohn ins Gespräch kommen, denn nur wenn diese(r) auch ein Problembewusstsein entwickelt, kann das Problem überhaupt sinnvoll angegangen werden. Der Fragebogen kann Ihnen nur Anhaltspunkte geben, die Diagnose muss von einer Fachperson gestellt werden.

Überprüfen Sie, ob die folgenden Aussagen zutreffen (= ja, trifft zu), nicht zutreffen (= nein, trifft nicht zu) oder nur teilweise zutreffen (= teilweise zutreffend).

| | | **Ja, trifft zu** | **nein, trifft nicht zu** | **teilweise zutreffend** |
|---|---|---|---|---|
| 1. | Vermeidet gemeinsame Mahlzeiten mit anderen oder erscheint so spät wie möglich am Tisch. | ☐ | ☐ | ☐ |
| 2. | Ist während der Mahlzeiten sichtlich angespannt. | ☐ | ☐ | ☐ |
| 3. | Reagiert während der Mahlzeiten gereizt oder aggressiv. | ☐ | ☐ | ☐ |
| 4. | Schneidet zunächst das Essen in kleine Stücke. | ☐ | ☐ | ☐ |
| 5. | Beschwert sich über „zu viel“ oder „zu fettes“ Essen. | ☐ | ☐ | ☐ |
| 6. | Hat bestimmte „Ess-Spleens“ (will immer etwas ganz Besonderes). | ☐ | ☐ | ☐ |
| 7. | Versucht, in Bezug auf das Essen zu verhandeln (z. B.: „Gut, ich esse das hier, wenn ich das da nicht zu essen brauche“). | ☐ | ☐ | ☐ |
| 8. | Stochert im Essen herum oder isst sehr langsam. | ☐ | ☐ | ☐ |
| 9. | Isst vorzugsweise Diätprodukte (mit wenig Kalorien). | ☐ | ☐ | ☐ |
| 10. | Gibt nur selten an, Hunger zu haben. | ☐ | ☐ | ☐ |
| 11. | Hilft gern in der Küche und kocht gern, probiert und isst aber kaum. | ☐ | ☐ | ☐ |
| 12. | Übergibt sich nach den Mahlzeiten. | ☐ | ☐ | ☐ |

| | | | |
|---|---|---|---|
| 13. Lässt bei den Mahlzeiten Essen in Taschentüchern, der Kleidung oder in der Handtasche verschwinden. | ☐ | ☐ | ☐ |
| 14. Wirft heimlich Nahrungsmittel weg (nach draußen, in den Abfalleimer, in die Toilette oder den Ausguss). | ☐ | ☐ | ☐ |
| 15. Versteckt oder hortet Lebensmittel oder Süßigkeiten. | ☐ | ☐ | ☐ |
| 16. Isst allein, heimlich oder zu ungewöhnlichen Zeiten (beispielsweise sehr früh am Morgen oder sehr spät am Abend). | ☐ | ☐ | ☐ |
| 17. Macht ungern Besuche und geht ungern auf Partys (weil sie dort „verpflichtet" wäre, etwas zu essen). | ☐ | ☐ | ☐ |
| 18. Kann manchmal nur schwer aufhören zu essen oder verschlingt ungewöhnlich große Mengen an Lebensmitteln oder Süßigkeiten („Essattacken"). | ☐ | ☐ | ☐ |
| 19. Klagt häufig über Verstopfung. | ☐ | ☐ | ☐ |
| 20. Nimmt (oder verlangt) häufig Abführmittel. | ☐ | ☐ | ☐ |
| 21. Hält sich – auch trotz Gewichtsabnahme – für zu dick. | ☐ | ☐ | ☐ |
| 22. Spricht viel vom Abnehmen, von Diäten und einer guten Figur. | ☐ | ☐ | ☐ |
| 23. Verlässt während der Mahlzeiten häufig den Tisch (um beispielsweise etwas in die Küche zu bringen). | ☐ | ☐ | ☐ |
| 24. Bewegt sich viel oder sitzt so wenig wie möglich. | ☐ | ☐ | ☐ |
| 25. Ist so aktiv wie möglich (macht beispielsweise im Zimmer sauber oder räumt den Tisch ab). | ☐ | ☐ | ☐ |
| 26. Treibt viel Sport. | | | |
| 27. Ist sehr fleißig in Schule, Studium oder Beruf. | ☐ | ☐ | ☐ |
| 28. Ist nur selten müde und ruht sich nur wenig oder überhaupt nicht aus. | ☐ | ☐ | ☐ |
| 29. Hält sich für „gesund" oder „normal". | ☐ | ☐ | ☐ |
| 30. Geht nur widerstrebend zum Arzt oder will sich nicht medizinisch untersuchen lassen. | ☐ | ☐ | ☐ |

**Auswertung:**

Bewerten Sie jede Ja-Antwort mit 2 Punkten und jede Nein-Antwort mit 0 Punkten. Fällt die Entscheidung schwer (d. h. ist eine Aussage nur teilweise zutreffend), wird 1 Punkt gegeben.

Addieren Sie nun die Punkte und bewerten Sie die Ergebnisse wie folgt:

0-12: Höchstwahrscheinlich ist mit dem Essverhalten ihres Kindes alles in Ordnung.

11-20: Wahrscheinlich gibt es derzeit keinen Grund zur Beunruhigung, der Fragebogen sollte aber nach zwei Monaten wiederholt werden.

21-30: Die Annahme, dass eine Essstörung vorliegt, ist möglicherweise begründet. Überzeugen Sie Ihre Tochter oder Ihren Sohn, eine Fachperson aufzusuchen um der Sache nachzugehen.

31-60: Es besteht zweifellos eine schwere Essstörung. Sie sollten auf jeden Fall darauf bestehen, dass Ihre Tochter oder Ihr Sohn sich behandeln lässt.